Louise Wagner
Beginn des letzten Aktes

Hinweis des Verlages

Der Lebensbericht ist autobiografisch und spiegelt die Erfahrungen und Gefühle der Autorin wider. Dabei soll niemand angegriffen oder verletzt werden.

Die Erzählung zeigt, wie man sich fühlt, wenn ein geliebter Partner an einer lebensbedrohlichen Krankheit erkrankt. Das Auf und Ab zwischen Hoffen und Bangen lässt die Betroffenen an ihre Grenzen stoßen. Trotz allem für den Kranken »der Fels in der Brandung « zu sein, ihn egal wohin zu begleiten, zu unterstützen und wenn nötig auch zu tragen, ist keine einfache Aufgabe. Was sich in den vier Wänden abspielt, ist für die Umwelt kaum erkennbar. Der Kranke wird zum Zentrum aller Beteiligten, da man nicht weiß, wie viel Zeit noch mit ihm bleibt. Man selbst wirkt im Hintergrund, mit allen zur Verfügung stehenden Kräften. In diesen schweren Tagen wünscht man sich, sichtbar zu bleiben. Das Erhalten eines lieben Grußes oder eines verständnisvollen Wortes gibt neue Kraft.

War man vorher schon allein, ist man nach dem Tod des Partners jetzt wirklich ganz auf sich gestellt und muss erkennen, wo die Hilfe steckt, und sie auch ergreifen.

Wenn der Irrlauf durch die Ämter beginnt, ist man froh, wenn man eine Checkliste »Im Todesfall« und einen einfühlsamen Bestatter hat.

Wohl dem, der gut vorbereitet ist!

Louise Wagner wurde 1961 geboren und verbrachte ihre Kindheit mit ihren Eltern und ihrem Bruder im Berner Oberland, mit Eiger, Mönch und Jungfrau vor der Haustür. Nach der Ausbildung zur Hochbauzeichnerin und einigen Jahren im Beruf heiratete sie und schenkte einem Jungen und einem Mädchen das Leben.

Nach den Mutterjahren begann sie, mit geistig behinderten Menschen in einer Wäscherei zu arbeiten, bis sie selbst durch einen sehr schweren Schlaganfall behindert wurde.

Das Thema Tod begleitete sie seit ihrer Kindheit. Der Verlust der Großeltern, eine Fehlgeburt, der Tod der Mutter, die eigene Nahtoderfahrung und zuletzt die Begleitung ihres Ehemannes waren Einschnitte in ihrem Leben, die sie prägten.

Louise Wagner

Beginn des letzten Aktes

Lebensbegleitung bis zum letzten Atemzug

CMS Verlagsgesellschaft

Bibliografische Information der Schweizer Nationalbibliothek NB.
Diese Publikation ist in der schweizerischen Nationalbibliografie
aufgeführt und über www.nb.admin.ch/helveticat abrufbar.

Bibliografische Information der Deutschen Nationalbibliothek.
Die Deutsche Nationalbibliothek verzeichnet diese Publikation in der Deutschen
Nationalbibliografie; detaillierte bibliografische Daten
sind im Internet über http://dnb.d-nb.de abrufbar.

Das für diese Publikation verwendete
FSC-zertifizierte Papier Schleipen
liefert Cordier, Deutschland.

Deutsche Erstausgabe 2019
Copyright © 2019 bei CMS Verlagsgesellschaft mbH, Zug
Alle Rechte vorbehalten.
Urheberrecht: Louise Wagner
E-Mail: louise.wagner@hotmail.ch
www.louises-leben.ch
Lektorat: Bärbel Philipp/Jena
E-Mail: lektorin@textperlen.de
Satz und Layout: CMS Verlagsgesellschaft
Umschlaggestaltung: CMS Verlagsgesellschaft
Illustrator: Marco Genteki Röss
www.kaikatsuan.ch
Autorenfoto: © Ramona Casaulta
ramona.casaulta@bluewin.ch
Bilder: © Autorin
Besuchen Sie uns im Internet:
www.cms-verlag.ch

Druck und Bindung: CPI – Ebner & Spiegel, Ulm
Printed in Germany

ISBN: 978-3-03827-021-8

Gewidmet
meinem Mann, der mutig uns
vorangegangen ist

Inhaltsverzeichnis

Teil V

Vorwort

Ich wurde bereits öfters gefragt: »Warum schreibst du immer über so schwere Themen?«

Das erste Buch über Behinderung und jetzt über Krankheit, Sterben und den Tod. Lange habe ich mich gefragt, warum ich das tue. Mit beiden Themen musste ich mich auseinandersetzen. Sie haben mich betroffen, und ich habe mich durchgekämpft und manchmal auch nur durchgewurstelt. Oft habe ich mich nur noch knapp über den Grund geschleppt und mich nach Liebe, Licht, Heiterkeit und Glück gesehnt. Die Einsamkeit, der Kummer und die Trauer waren viel mehr Bestandteil dieser schweren Zeiten. Wie oft wünschte ich mir, ein wenig Zuwendung zu bekommen, einen lieben Gruß, sodass ich merkte, dass man auch an mich denkt, oder mutmachende Worte, woraus ich wieder neue Kraft schöpfen konnte. Heute denke ich in solchen Fällen nicht nur an den Patienten, sondern auch an den Partner oder die Kinder. Denn ganz besonders sie brauchen in der Zeit des Schmerzes unsere unterstützende Liebe. Nur wenn es den Nächsten gut geht, können sie sich für den Patienten optimal einsetzen.

Das Sterben betrifft uns alle, egal welcher Religion, Kultur und Gesellschaft wir angehören oder wie viel Geld und Macht wir besitzen – selbst der Feigling und der Held müssen eines Tages den Fluss überqueren. Wir sitzen alle im selben Boot, da zwei Dinge in unserem Leben ganz gewiss sind: geboren zu werden und zu sterben.

Bei der Betrachtung der verschiedenen Religionen in Bezug auf das Thema habe ich festgestellt, wie wichtig Rituale sein können. Sie unterscheiden sich oft sehr, sodass wir annehmen, wir seien grundverschieden. Beim näheren Hinsehen bemerkte ich jedoch, dass wir uns alle sehr ähnlich sind und daran glauben, dass mit dem Tod nicht alles zu Ende ist. Egal, wie wir uns das *Danach* auch vorstellen, der Tod ist nur ein Übergang und ein Neubeginn.

Da ich ein Stehaufmännchen bin, habe ich immer wieder nach schönen Momenten in den dunklen Tagen gesucht. Momente, die man nicht nur als schön, sondern sogar als heilig bezeichnen kann. Da gab es Gefühle, die sich vertieften. Es kann unwahrscheinlich bereichernd sein, wenn man an dem Punkt angelangt ist, an dem das Wollen wegfällt und man nur noch jede Sekunde in sich aufsaugt und den Moment bis zur Neige auskostet. Ja, um am Ende im Bewusstsein der Ohnmacht liebevoll und zärtlich zu unterlassen, wie es das Motto in der *Palliative Care* ist – also nichts mehr zu tun, was den Tod verhindern könnte.

In einem ersten Teil möchte ich zeigen, wie man eine erfüllende Zeit erleben kann, obwohl der Tod immer gegenwärtig ist.

Im zweiten Teil stehen der Abschied und der Tod im Mittelpunkt.

Im dritten Teil beschreibe ich die administrativen Teile. Dass es nicht schlimmer kommen kann, ist eine Fehlannahme. Die Arbeiten und Entscheidungen, die danach folgen, sind jedoch noch viel schlimmer für mich. Eigentlich interessiert es keinen, wie es mir geht. Für die vielen Anlaufstellen, die ich durchlaufen muss, ist das eine alltägliche Arbeit. Keiner macht mich darauf aufmerksam, wenn ich das Pferd am Schwanz aufzäume.

So soll dieser Teil zeigen, wie man am besten vorgeht, um nicht dreimal im Kreis zu gehen.

Im vierten Teil beschreibe ich, welche Vorsorge man in Bezug auf Krankheiten treffen und wo man sterben kann: zu Hause, im Spital, mit Exit usw.

In einem fünften und letzten Teil füge ich eine Checkliste »Im Todesfall« an, die ich nach meinen eigenen Erfahrungen gestaltet habe.

Man bekommt so etwas auch auf Ämtern und im Internet. Wir hatten einen solchen Fragebogen, der uns aber zu umständlich und mit Worten geschrieben war, bei denen wir nicht genau wussten, was es heißt. »Googeln« war angesagt, aber das wollten wir nicht, und die Lust, diesen Bogen auszufüllen, war uns bald vergangen, und so saß ich am Sterbebett meines Mannes mit einem leeren Fragebogen.

Zum Glück hatten wir viel über das Sterben und den Tod gesprochen, sodass ich alle seine Wünsche erfüllen konnte.

Hier in meinem Buch erzähle ich den Weg, den mein Mann und ich gemeinsam gegangen sind – einen Weg, auf den ich trotz Kummer und Trauer in großer Dankbarkeit blicken darf.

Nie hätte ich gedacht, dass am Ende meines Buches mal stehen würde: »Krankheit und Sterben als Chance!« So wünsche ich Ihnen, dass ich einen Anstoß geben darf, damit Sie Ihren eigenen Weg in großer Dankbarkeit finden dürfen.

Stufen

Wie jede Blüte welkt
und jede Jugend dem Alter weicht,
blüht jede Lebensstufe,
Blüht jede Weisheit auch
und jede Tugend zu ihrer Zeit
und darf nicht ewig dauern.
Es muss das Herz bei jedem Lebensrufe
Bereit zum Abschied sein und Neubeginne,
Um sich in Tapferkeit und ohne Trauern
In andre, neue Bindungen zu geben.
Und jedem Anfang wohnt ein Zauber inne,
Der uns beschützt und der uns hilft, zu leben.

Wir sollen heiter Raum um Raum durchschreiten,
An keinem wie an einer Heimat hängen,
Der Weltgeist will nicht fesseln uns und engen,
Er will uns Stuf' um Stufe heben, weiten.
Kaum sind wir heimisch einem Lebenskreise
Und traulich eingewohnt, so droht Erschlaffen,
Nur wer bereit zu Aufbruch ist und Reise,
Mag lähmender Gewöhnung sich entraffen.

Es wird vielleicht auch noch die Todesstunde
Uns neuen Räumen jung entgegensenden,
Des Lebens Ruf an uns wird niemals enden ...
Wohlan denn, Herz, nimm Abschied und gesunde!

(Hermann Hesse)

Teil I

Krankheit als Chance

Vertrauen

Egal, welche Krankheit uns heimsucht, wir müssen Vertrauen zu einem Arzt haben können. So ist der Hausarzt für uns eine sehr wichtige Bezugsperson. Bei schweren Krankheiten wird man von Arzt zu Arzt gereicht, und das oft in sehr kurzen Abständen. Vertrauen ist hier ein großes Wort. Der Arzt kann nicht erwarten, dass ihm der Patient beim Öffnen der Tür entgegenruft: »Hurra, Sie sind mir sympathisch, ich vertraue Ihnen auf Anhieb!« Um das Vertrauen des Patienten zu gewinnen, braucht es Verständnis und Einfühlungsvermögen, sonst bleibt die Tür zum Herzen verschlossen. Sich zu öffnen, heißt auch, dass der Patient in diesem Zustand sehr verletzlich ist.

Die Krankengeschichten von Orlando und mir greifen wie Zahnräder ineinander.

Wie wir alle wissen, kann ein schlechtes Beispiel alle guten Dinge zerstören. Darum werde ich im Vorfeld eine Begebenheit erzählen, bei der ein Arzt mein gesamtes Vertrauen beinahe vernichtet hätte und ich den ersten Konsultationen meines Mannes nur voller Misstrauen beiwohnen konnte.

Zauberwort

Seit ich meinen Hirnschlag hatte, ist schon viel Zeit ins Land gegangen. Neun Jahre sind bereits vergangen. Soeben habe ich mein erstes Manuskript beendet. Eine tolle Arbeit. Warum kann ich das nur nicht sehen? Ich drucke die Seiten aus und halte sie in meinen Händen. Ein ganzer Stapel Papier. Bedruckt mit meinen Worten. Angefüllt mit meinem Schmerz und meiner Angst. Das verlorene Selbstwertgefühl zieht sich wie eine schleimige Spur durch die kleinen Kapitel.

Noch einmal suche ich die Internetseite über das *Chronic Fatigue Syndrome* (Chronisches Erschöpfungssyndrom), um zu sehen, ob ich keine Rechtschreibfehler gemacht habe. Aber was ist das? Gelandet bin ich auf der Seite über *Narkolepsie*. Bei der *Narkolepsie* fällt man von einem Moment auf den anderen in eine Ohnmacht oder hat eine starke Tagesmüdigkeit. Daneben steht noch einmal so ein komisches Wort: *Kataplexie*. Was ist das schon wieder? Wie magisch werden meine Augen angezogen, und ich beginne, den Text zu lesen. Immer erstaunter lese ich, was hier geschrieben steht. Alle diese Symptome habe ich. Alles, was sich in meinem Körper abspielt, wird auf den Hirnschlag geschoben. Nichts hat einen Namen. Wenn ich bei den Leuten »Bitte stresst mich nicht, sonst bekomme ich einen Schwächeanfall« äußere, kann ich in den Augen lesen: »Okay! Was soll das schon wieder? Jetzt schiebt sie wieder ihren Hirnschlag in den Vordergrund, damit man Rücksicht auf sie nimmt.« Meine Bitte um Rücksicht wird einfach zur Seite geschoben. Wenn ich aber von *Kataplexie* rede, hören plötzlich alle zu. Ich verkneife mir ein Lachen. Ganz genau sehe ich, dass keiner weiß, wovon ich rede. Mein kleines Zauberwort ist einfach genial. Wenn ich die Leute dann frage, ob sie wissen, wovon ich rede, geben sie nach langem Herumdruck-sen zu, dass sie es nicht wissen. Bei einer ausgeprägten *Kataplexie* fällt man wie eine Marionette in sich zusammen. Dabei bleibt man bei vollem Bewusstsein und weiß genau, was geschieht.

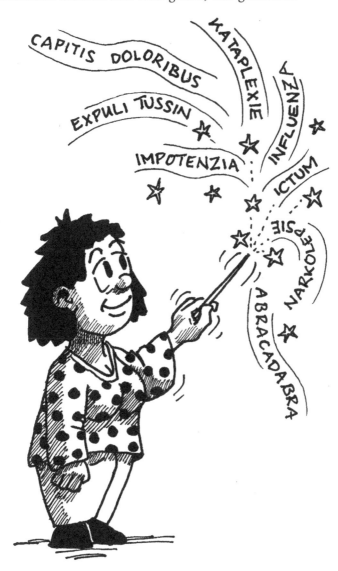

Nachbarn

Heute begebe ich mich wieder einmal zu meinen Nachbarn. Sie haben im Mai 2012 eine Tochter bekommen. Gerne wäre ich ihre Tagesmutter geworden, aber leider musste ich absagen, da ich die Verantwortung für ein kleines Kind nicht tragen kann. Ab und zu besuche ich sie aber, damit die Kleine mich kennt, sollte einmal ein Notfall eintreten. Sie ist einfach so süß. Ein kleines Tamilenmädchen mit riesigen Augen, in die man sich einfach verlieben muss. Wenn ich in ihre Augen sehe, habe ich das Gefühl, sie heilt meine Seele. Ihre Mutter und ihr Bruder sind beim Kochen. Ich nehme sie auf den linken Arm, und wir gehen in die Küche, um zuzusehen. So schauen wir beide ihrer Mutter und dem Bruder zu. Auf einmal legt sie ihren kleinen Kopf ganz vertrauensvoll an meine Schulter. Dieses Vertrauen eines unschuldigen Kindes berührt mich ungemein.

Gerade vor einem Monat habe ich einen sehr bösen Brief von jemandem bekommen, der mich aufs Schlimmste beleidigte. Den Schreiber auf Verleumdung und Ehrverletzung zu verklagen, wäre eine Leichtigkeit gewesen, hätte ich es gewollt. Dies ist aber nicht meine Art. Natürlich bin ich psychisch zusammengebrochen. Ich musste in den nun schon über zehn Jahren lernen, dass es einfach Menschen gibt, die eigentlich nichts wissen und sich darum alles aus den Fingern saugen. Wenn man gesund ist, begegnet man auch solchen Leuten, aber es berührt viel weniger, weil man diesen Menschen aus dem Weg gehen kann. Als Behinderter ist das viel schwieriger. Wenn man solche Menschen in seiner Umgebung hat, kann man nicht einfach fliehen, man ist ihnen ausgeliefert. Da man nur noch ganz selten und von nur ganz wenigen Menschen eine Bestätigung bekommt, dass man ein guter, vollwertiger Mensch bleibt, auch wenn man nicht mehr so ist wie früher und nicht mehr alles kann, ist man auch viel empfindsamer, und selbst nur spitze Bemerkungen rammen sich wie Pfeile in die Seele.

Also, dieses Mädchen heilt meine Seele von den Verletzungen. Ich bin gerührt. Diese Zärtlichkeit dringt tief in mein Herz. Plötzlich beginnt mein rechter Arm zu zucken, und ich zeige ihn der Mutter. Beide schauen wir entgeistert auf den Arm. Ich sage: »Jetzt muss ich die Kleine auf den Boden setzen, sonst lasse ich sie fallen.« Jedes Mal bin ich erstaunt, wenn ich merke, wie meine Kräfte auf einen Schlag nachlassen. Gerade bin ich doch noch normal und dann diese Veränderung.

Kloster

Ich bin zum Bügeln eingeteilt, obwohl ich im Vorfeld gesagt habe, dass ich nur ganz leichte Arbeiten erledigen kann, um auch bei Gesprächen durchzuhalten und damit ich am Nachmittag nicht schlafen muss.

Also gehe ich hin. Für Außenstehende mag es keine schwere Arbeit sein, da ich an der Mangel Kopfkissen und Geschirrtücher durchlassen muss. Ich sage zu dem Bruder: »Das schaffe ich nicht, das ist zu anstrengend.«

Er antwortet: »Du hast dafür nur eine halbe Stunde, und dann kannst du auf dein Zimmer gehen.«

Also mache ich mich an die Arbeit. Eigentlich ist es eine Arbeit, die ich gerne tue. Er sagt auch mit keinem Wort, dass ich mich beeilen soll, aber er steht daneben und wartet auf die gebügelte Wäsche, um sie zusammenzufalten. Nur unter größter Anstrengung halte ich durch. Nach einer Dreiviertelstunde habe ich es geschafft. Ich bin aber auch geschafft. Langsam begebe ich mich in mein Zimmer. Vorsichtig setzte ich einen Fuß vor den anderen, und ich merke, wie ich leicht schwanke und ganz weiche Knie habe. Im Zimmer angekommen, lege ich mich ins Bett und schlafe. Nach dem Mittagessen lege ich mich wieder hin und schlafe den halben Nachmittag, bis ich mich ausgeruht fühle.

Neurovaskuläre Untersuchung

Wie schnell zwei Jahre vergehen, merke ich immer, wenn wieder eine neurovaskuläre Untersuchung ansteht.

Seit einem Jahr habe ich mit meinem Hausarzt und meiner Psychiaterin über den Begriff *Kataplexie* gesprochen. Meine Psychiaterin findet, dass es den Symptomen nach *Kataplexie* sein sollte. Meinem Hausarzt sind die Symptome nicht stark genug ausgeprägt. Beide kommen nicht weiter und finden, dass es für eine genauere und sichere Diagnose gut wäre, mit einer Fachperson zu sprechen. Ich finde es toll von diesen beiden Ärzten, dass sie mich weiter verweisen und eingestehen können, dass sie nicht weiterwissen. Für mich zeugt das von Charakterstärke, und darum vertraue ich ihnen auch.

Sogleich schreibe ich eine E-Mail an einen Arzt, bei dem ich denke, dass er etwas davon versteht. Leider ist er zu diesem Termin anderweitig beschäftigt und vertröstet mich mit den Worten: »Es tut mir leid, aber Sie werden auch bei meinen anderen Kollegen gut aufgehoben sein.«

Vertrauensvoll glaube ich ihm. Bis jetzt habe ich fast nur gute Erfahrungen gemacht und dass man jemanden nicht sympathisch findet, das heißt ja noch lange nichts.

Also mache ich mich heute auf den Weg ins Krankenhaus zur neurovaskulären Untersuchung. Es läuft wie immer ab. Eine Assistenzärztin nimmt die Untersuchung gewissenhaft vor. Da dies heute meine letzte sein soll, wird noch ein neurologischer Test angehängt, den ich den »Betrunkenen-Test« nenne. So werden meine Körperreflexe getestet und es wird geschaut, ob ich gerade gehen kann.

Die Assistenzärztin hat ihre Sache gut gemacht. Wie ich ihr aber über die *Kataplexie* erzähle, merke ich sofort, dass sie keine Ahnung hat. Es wäre ja auch verwunderlich gewesen, da es ein Spezialgebiet ist. Da erwarte ich nun schon viel mehr von der Oberärztin, die jetzt erscheint. Aber ich merke sogleich, dass auch sie eigentlich gar nicht weiß, worum es geht. Dass ich mein Manuskript mitgeschleppt habe, hat mir nicht geholfen. Schön habe ich alle Vorfälle mit farbigen Markierungen gekennzeichnet. Sie will sie nicht sehen. Dafür reiche die Zeit nicht aus. Jetzt bin ich doch extra eine halbe Stunde eher gekommen, damit wir uns über dieses Thema unterhalten können. Mit diesem Argument ist es einfach, sich aus der Affäre zu ziehen, wenn man keine Ahnung hat. Stattdessen bekomme ich Ratschläge, die mir nichts bringen. »Ich soll mich bewegen und spazieren.« Wo ist die Frage nach meinem Umfeld und wie ich meinen Alltag meistere? Gerne würde ich das tun, aber wie soll ich das noch in meinen Alltag einbauen? Ja, es ist einfach, Ratschläge zu geben, aber besser wäre es, wenn man sich vorgängig mit der Krankengeschichte eines Patienten auseinandersetzen würde.

Der einzige Abschnitt in meinem Manuskript, den die Oberärztin interessiert, ist der Abschnitt über das Lachen. Diesen Abschnitt kopiert sie auch, um ihn an einen Professor weiterzuleiten. Sie teilt mir dann auch mit: »Man müsste einen Lachanfall bewusst provozieren, um ihn genau diagnostizieren zu können.«

Ich antworte ihr: »Da mache ich nicht mit!«

Sie erwidert: »Das müsste man aber!«

Ich finde keine Worte mehr. Geschockt verlasse ich das Krankenhaus nach dieser Untersuchung. Meine Gedanken kreisen: »Wer ist so irr und lässt einen Atemstillstand bewusst herbeiführen? Es ist auch gefährlich, da jedes Mal Hirnzellen absterben.«

Wieder daheim erzähle ich meinem Mann die ganze Geschichte. Ich bin immer noch total außer mir und geschockt. Plötzlich kommt mir der rettende Gedanke. Leider kommen mir die besten Ideen immer zu spät. Wenn ein Arzt das nächste Mal zu mir sagt, dass er einen Lachanfall und somit einen Atemstillstand auslösen will, werde ich zu ihm sagen: »Wenn ich Sie zuerst erhängen darf, damit man beweisen kann, dass man nach einer Strangulation stirbt, dann dürfen Sie bei mir auch einen Atemstillstand auslösen.«

Zeit heilt

Seit zehn Jahren hat mein Hirnschlag das Zusammenleben mit meiner Familie stark verändert. Mein Mann und meine Kinder mussten mich unterstützen und Rücksicht auf meine versteckten Handicaps nehmen.

Der Schlaganfall ist schon so lange her und liegt in weiter Ferne. Ich habe mich an die Situation gewöhnt und weiß, wie ich mich verhalten muss, damit ich gut über die Runden komme. Die Gefahr, in der ich geschwebt habe, ist längst vergessen. Ich habe den Tod überlistet, was kann mir da noch passieren? Was wollten wir alles erledigen!? Eine Patientenverfügung wollten wir ausfüllen und ein Testament schreiben. Der Gedanke an den Tod hat sich verflüchtigt. Wir sind jung. Die schweren Jahre haben uns zusammengeschweißt, und wir wollen unseren dritten Lebensabschnitt in Zweisamkeit genießen.

Weihnachten

Obwohl wir keinen Adventskranz haben, herrscht eine weihnachtliche Atmosphäre. Die Lichterketten und Lampen aus Window-Color tauchen unser Entree in ein weiches Licht von Rot und Blau. Ein Tannenzweig ist über und über mit Perlenengeln und gehäkeltem Weihnachtsschmuck behängt. Der Gedanke, dass ich mein Buch im neuen Jahr herausgeben kann, beflügelt mich. Die Zeit vergeht unerwartet schnell, obwohl alle in der Adventszeit viel arbeiten müssen und ich meistens allein bin. Weihnachten ist da, und wir feiern im kleinen Kreis. Wir genießen den Weihnachtsabend und fühlen uns glücklich.

Wie oft kommt die Ernüchterung bald. Das viele hektische Arbeiten fordert nun seinen Tribut. Meinen Mann trifft es besonders schwer. Ein bösartiger Husten macht ihm zu schaffen. Der ständige Schleimauswurf ermüdet ihn, und sein ganzer Körper beginnt zu schmerzen. Nach einer Woche fängt der Husten an abzuklingen, doch zu früh gefreut. Ein Rückfall hält ihn fest im Griff, und wir vermuten schon eine Lungenentzündung. Die Untersuchung beim Arzt gibt, zum Glück, Entwarnung.

Dass das Schicksal erneut zuschlagen wird, davon merken wir noch nichts.

Neues Jahr

Das neue Jahr hat angefangen. Wie immer verbringen wir Silvester in Ruhe. Die Kinder sind bei Freunden. Nun ja, so ändert sich alles, sie sind jetzt erwachsen und gehen ihre eigenen Wege. Das ist auch gut so. Wir sind glücklich, dürfen wir noch an ihrem Leben teilhaben, obwohl sie flügge sind und beginnen, ihr eigenes Leben zu leben.

Also, das neue Jahr hat ruhig angefangen, und die ersten Tage ziehen gemächlich dahin. Ruhe und Harmonie herrschen in unseren vier Wänden. Neben dem Fernsehen liest mein Mann sehr viel, und selbst ich habe ein Buch vor mir, obwohl ich nie lange lesen kann, da meine Konzentration zu schnell nachlässt. Wenigstens rentieren sich die Bücher, ich kann sie immer wieder von vorne lesen und ständig neue Dinge entdecken.

Weitere Untersuchungen

Dieser Husten hört einfach nicht auf. Mein Mann klagt über Schmerzen in der Gegend des Zwerchfells. Es macht mir Angst. Er hustet immer so stark, dass ich das Gefühl habe, seine Lunge komme mir jeden Moment entgegengeflogen. Woher kommen diese Schmerzen? Ist es Muskelkater oder sogar etwas Schlimmeres? Es könnte sogar ein Zwerchfellriss sein. Ich rede ihm ins Gewissen, bis er sich breitschlagen lässt und den Arzt anruft. Ein paar Tage später hat er einen Termin. Bin ich froh!

Der Arzt untersucht ihn wieder. Eine Lungenentzündung ist es auf keinen Fall, und das Zwerchfell ist es auch nicht. Vielleicht kommt es vom Magen. Er gibt meinem Mann ein magenschonendes Medikament und sagt: »Sind die Schmerzen in zwei Wochen nicht weg, sollten wir eine Magenspiegelung machen lassen. Gleichzeitig könnten wir auch eine Darmspiegelung durchführen. In Ihrem Alter über fünfzig sollte man das eh mal untersuchen lassen.«

Mein Mann kommt nach Hause und erzählt mir von der Untersuchung. Er ist der festen Überzeugung, dass es mit den Magentabletten schon besser wird. Er hat Angst vor einer Magen- und Darmspiegelung. Früher war das eine sehr unangenehme Untersuchung, und man hat da ja so gewisse Geschichten gehört.

Gespräch Schlaflabor

Über ein Jahr habe ich mich mit meinem Hausarzt und meiner Psychiaterin über das Thema *Kataplexie* und *Narkolepsie* unterhalten. Ich war zur neurovaskulären Untersuchung, bei der das Thema auch angesprochen wurde. Also, dieser Befund ist nicht aus der Luft gegriffen, sondern wurde eingehend angesehen und diskutiert.

Ich habe mich gut vorbereitet, achtzehn Seiten aus meinem Manuskript, das an wichtigen Stellen mit Farbe hinterlegt wurde, ausgedruckt. Eine Menge Fragebogen habe ich gemeinsam mit meinem Mann ausgefüllt. Ja und jetzt bin ich da, mit allen Unterlagen und meinem ganzen Manuskript im Rucksack. Endlich ein Gespräch mit einer Fachperson. Ich setze so viele Hoffnungen in dieses Gespräch.

Bei der Anmeldung gebe ich meine Unterlagen ab und muss noch einen Moment warten. Nach einer geraumen Zeit kommt eine Ärztin und stellt sich als zuständige Ärztin vor. Was soll das? Ich habe doch ein Gespräch mit einem Professor. Nun, gehorsam wie ich bin, folge ich ihr in ein kleines Untersuchungszimmer. Es geht los.

Sie zieht einen Fragebogen hervor und beginnt, Fragen zu stellen.

Ich bin ganz verwirrt, weil ich doch schon viele Fragebogen ausgefüllt habe. Ich sage ihr das auch.

Sie antwortet mir aber: »Nein, wir müssen diesen Fragebogen auch noch ausfüllen.«

So vergeht die Zeit. Im Stillen frage ich mich: »Wo ist jetzt das Gespräch mit dem Professor? Was schlage ich mich hier mit einer Assistenzärztin herum, die keine Ahnung von *Kataplexie* (Verlust der Muskelkraft in emotionalen Situationen) hat, jedenfalls nicht mehr als ich?«

Endlich, die Fragerei ist zu Ende. Jetzt ist es sicher bald so weit, und ich habe mein Gespräch mit einer Fachperson. Aber nein, sie sagt nett zu mir: »Bitte ziehen Sie sich aus, wir müssen noch die neurologischen Untersuchungen machen.« »Was?«, frage ich mich. Gefügig und anstandslos lasse ich die Prozedur über mich ergehen. Das Leuchten mit einem Licht in meine Augen mag ich nicht. Sie nimmt das Hämmerchen, um meine Reflexe zu kontrollieren. Mein Bein schlägt so stark aus, dass sie erschrickt und beinahe am Kopf getroffen wird. Innerlich lache ich. Bei den Geh- und Gleichgewichtsübungen fühle ich mich immer wie bei einer Alkoholkontrolle. Jetzt sagt sie zu mir: »Sie können sich anziehen und warten. Ich werde die Ärzte suchen.«

Nach einer geraumen Zeit kommt sie mit zwei Professoren im Schlepptau im Stechschritt in das kleine Zimmer. Ihre Kittelzipfel fliegen ihnen hinterher, und die Herren suchen eine Sitzgelegenheit. Wegen dieser Energie platzt der Raum beinahe aus allen Nähten. Der eine Professor hat das Sagen, der andere ist nur zur Unterstützung dabei. Er beginnt zu fragen, aber nicht etwa mich, sondern die Assistenzärztin muss ihm Rede und Antwort stehen. Ungehalten fragt er sie: »Wo sind jetzt die Schwächeanfälle?« Und sie antwortet: »Das kommt noch.«

Ich merke seine Ungehaltenheit. Seine Gedanken springen mich förmlich an: »Was für eine Zeitverschwendung! Kommt zur Sache! Das ist ja nichts Richtiges!« Er verlangt die Schlafprotokolle und schaut sie an. Da ist auch nichts. »Sie haben einen gesunden Schlaf.«

Hurra, ich habe einen gesunden Schlaf!

Die Ärzte sprechen weiter unter sich über meinen Kopf hinweg. Was könnte das wohl sein? Eine *Kataplexie* ist es nicht, höchstens eine *Pseudo-Kataplexie*. Eine *Narkolepsie* ist es auch nicht, da sie gut schläft. Der zweite Arzt fragt mich, wie ich denn auf *Kataplexie* gekommen bin, und ich antworte ihm: »Durchs Internet. Ich bin durch Zufall auf dieses Wort gestoßen und habe mich gefragt, was das wohl sei. Im Zusammenhang mit meinem Manuskript habe ich die Parallelen gesehen.«

Da antwortet er mir: »Sehen Sie, es ist nicht immer alles so, wie es im Internet steht.«

Ich schweige und denke: »Darum bin ich ja hier!« Ratlos sitzen die beiden jetzt da, wie begossene Pudel. Ich sehe, wie ihre Gedanken kreisen, und sie denken: »Was machen wir mit ihr?«

Plötzlich kommt dem ersten Arzt die zündende Idee. Genau! Sie hatte eine starke Depression. Er denkt erleichtert, seine Antwort gefunden zu haben. Ja, und jetzt kommt er so richtig in Fahrt. Ein Redeschwall ergießt sich über mich: »Wir werden Sie mit einem weiteren Arzt bekannt machen.« Er wendet sich wieder den anderen Ärzten zu: »Ich verstehe nicht, dass sie nicht schon beim Schlaflaboruntersuch vor Jahren zu ihm geschickt wurde.« Wieder zu mir: »Es kann nicht sein, dass ein gleiches Medikament so lange eine Wirkung hat. Ihre Müdigkeit könnte von einer Posttraumatischen Depression stammen. Da muss man ganz andere Geschütze auffahren. Das heißt alle zwei Wochen ein neues Medikament, bis das richtige gefunden ist, und dann muss man auch noch etwas am Leben ändern.«

Alles in allem hat dieses Gespräch vielleicht eine Viertelstunde gedauert, dreizehn Minuten mit der Assistenzärztin und zwei Minuten mit mir. Das Ganze war mehr ein Ratespiel zwischen zwei Ärzten, mit mir als Zuhörerin. Die beiden stehen auf und verlassen mit wehenden Fahnen das Zimmer, es ist ja auch bald Mittagszeit.

Da stehe ich nun und frage die Assistenzärztin noch nach einem Fremdwort und will wissen, warum es keine *Kataplexie* oder *Narkolepsie* (starke Tagesmüdigkeit) ist. Sie antwortet mir: »Sie haben keine Schlafstörungen, keine Albträume und keine Halluzinationen.« Das hätte mir noch zu meinem Glück gefehlt!

Ich mache mich auf den Heimweg und fahre mit dem Zug nach Hause. Langsam beginne ich zu verstehen, was sich gerade zugetragen hat. Sie wollen, dass ich noch einmal ein Gerät an meinem Handgelenk trage, um zu kontrollieren, ob ich mich immer noch so wenig bewege wie vor Jahren. Und danach wollen sie mich noch einmal in eine neuropsychologische Untersuchung stecken. Ich bin verwirrt, in mir ist ein Hin und Her. Meine Gedanken drehen sich in einem Wirbelsturm der Gefühle. Was jetzt? Ich frage mich, was das für ein Neurologe ist, der wissen sollte, dass das Schlaf-Wach-Zentrum im Hirnstamm liegt und dass dieses nach einem Hirnschlag, der sich dort abspielt, betroffen sein könnte. Nein, er weiß nicht weiter und schiebt mich einfach in die Depressionsschublade. Das war nicht »Ärzte ohne Grenzen« , sondern »Ärzte an Grenzen.«

Der nächste Termin bei meiner Psychiaterin ist da. Lange erzähle ich ihr über das Gespräch. Sie rät mir, die neuropsychologische Untersuchung zu machen, damit wir eine Bestandsaufnahme nach all den Jahren haben.

Wie die Zeit vergeht. Seit meinem Hirnschlag sind bereits zehneinhalb Jahre ins Land gezogen. Nachträglich spreche ich mit meinem Mann erneut darüber. Er lässt mir die freie Wahl, da ich hingehen und mir alles anhören müsse. Trotz allem habe ich meine Ruhe noch immer nicht gefunden. Langsam ringe ich mich durch, für meine Psychiaterin diese Untersuchung auf mich zu nehmen. Daheim aber gehe ich an meinen Computer. Ich will doch wissen, zu welchem Arzt ich da geschickt werde. Bald habe ich sein Bild gefunden, aber keine Beschreibung über seinen Werdegang wie bei den anderen Ärzten. Meine Neugier ist groß. Ich suche und suche, bis ich gefunden habe, was ich wissen will. Er ist kein Neuropsychologe, wie ich erwartet hatte, sondern ein Psychiater. Er ist auf therapieresistente Depressionen spezialisiert. Was heißt das, und wie sehen die Behandlungen aus? Der nächste Suchbegriff ist schnell eingegeben, und mir stockt der Atem. Diese Art von Depressionen wird mit Medikamenten behandelt. Das richtige Medikament wird so lange gesucht, bis eines gefunden wird, das hilft, egal, ob dein Magen schon lange um Hilfe schreit und im Eimer ist. Wenn nichts hilft, wird das Hirn mit elektronischer Stimulation behandelt.

Das reicht mir! Jetzt ist meine Entscheidung gefallen. Ich rufe meinen Hausarzt an und teile ihm mit, dass ich die gesamte Untersuchung abbreche. Mein Arzt und meine Psychiaterin sind einer Meinung: Solange mein Medikament hilft, brauche ich kein neues, und an meinem Leben muss ich nichts ändern, da ich schon das Bestmögliche tue.

Die Einladung ist gekommen, und ich sitze vor dem Telefon. Es braucht Mut, die Untersuchung abzubrechen. Aber es ist mein Leben, mein Körper, und ich bin keine Laborratte!

Einmal tief durchatmen, und ich tue es!

Arztbesuch

Auch zwei Wochen später geht es meinem Mann noch nicht besser. Die Anmeldung zum Gastroenterologen (Magen-Darm-Spezialist) wird herausgeschoben. Das Essen fällt ihm immer schwerer und bleibt ihm zwischen Hals und Magen stecken. So tigert er oft während des Essens durch das Wohnzimmer. Was auch komisch ist: Manchmal bleibt ihm der erste Bissen stecken und beim nächsten Mal ist es der letzte. Das Ganze kann man nicht einschätzen.

Der Leidensdruck wächst von Tag zu Tag, und endlich ruft er unseren Hausarzt an, um sich anmelden zu lassen. Aber wie es so ist, kann man oft nicht von heute auf morgen einen Termin bekommen, wenn man sich endlich durchgerungen hat. Auch bei meinem Mann war es natürlich so. Ihm wird mitgeteilt: »Der Gastroenterologe geht morgen für zwei Wochen in die Ferien, und danach ist er ausgebucht. Eine Untersuchung ist erst Anfang Mai möglich.«

War der Leidensdruck schon recht groß, wird er jetzt noch viel größer. Das Warten zieht sich unwahrscheinlich in die Länge, sodass wir anfangen, die Tage zu zählen.

Familienessen

Schon lange hatten wir keinen Besuch mehr gehabt. Heute ist es wieder einmal so weit. Die Drillingsschwestern von meinem Mann kommen. Alle fünf Jahre feiern die Drillinge ein großes Geburtstagsfest, zu dem alle Familienmitglieder eingeladen sind. Jedes Mal ist ein anderer mit dem Organisieren an der Reihe, und dieses Mal sind wir es wieder einmal. Heute wollen wir das Fest bei gutem Essen und Trinken planen. Was essen wir? Schnell sind wir uns einig. Fleisch und Zopf besorgen wir, Wein und Kartoffelsalat die beiden Schwestern. Bei sieben Geschwistern hat jeder so seine Spezialität, die er oder sie dann anstelle eines Geschenks mitbringt. So ist ein Fest im Groben sehr schnell geplant. Wo findet das Fest statt? Am späteren Nachmittag haben wir einen Termin, um das Festlokal zu besichtigen. Aber jetzt geht es erst einmal ans Essen. Es geht uns allen gut, selbst meinem Mann. Auch er freut sich schon. Die Teller werden gefüllt und ebenso die Gläser. Wir prosten uns zu und lassen die Kristallgläser klingen.

Kaum hat mein Mann auch nur ein paar Bissen gegessen, wird ihm plötzlich übel, und er hat Bauchschmerzen. Übel hin oder her, er konnte noch nie erbrechen. Er tigert auf und ab, doch es geht ihm immer schlechter. So begleite ich ihn nach oben, wo er sich ins Bett legt. Er ist sehr bleich und sieht nicht gut aus. Wir alle machen uns riesige Sorgen. Was könnte es wohl sein, dass er immer schlechter essen kann?

Beim Gespräch kommt alles auf den Tisch, und wenn es nicht so ernst wäre, könnte man es als Spiel betrachten. Unter all den Mutmaßungen erwähnt keiner den Krebs. Das Gehirn blendet ihn einfach aus.

In gewissen Zeitabständen sehen die Kinder und ich nach meinem Mann. Langsam geht es ihm besser. Wir können am späteren Nachmittag sogar gemeinsam die Lokalitäten für den Geburtstag ansehen. Trotz des Zwischenfalls war der Tag sehr schön.

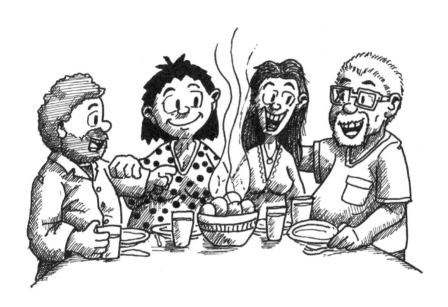

Arzt und Patient

Heute bekomme ich die Diagnose zum Gespräch meiner *Kataplexie* oder *Narkolepsie*, das nicht stattgefunden hat. Oder verstehe ich etwas ganz anderes unter einem Gespräch als die Professoren? Von den einhundertfünf Minuten waren sechzig Minuten Befragung durch die Assistenzärztin, zwanzig Minuten neurologische Untersuchung, zehn Minuten Warten auf die Professoren, dreizehn Minuten Gespräch des Professors mit der Assistenzärztin und der Professoren untereinander, ja und dann bleiben da noch zwei Minuten, bei denen ich dem Professor Fragen beantworten darf.

Ich spreche mit mir selbst: »Liebe Louise, das ist in der heutigen Zeit so. Du kannst froh sein, dass du die Professoren überhaupt sehen durftest! Also sei glücklich, dass du ihnen die Hände schütteln konntest und sogar ein paar Worte an dich gerichtet wurden!«

Was war das für eine Diagnose? Ich kann sie nicht verstehen. Da steht, dass sich die Symptome seit meiner Depression verschlechtert haben. Woher wissen die das? Nie habe ich diese Aussage gemacht, und in meinem Manuskript steht auch nichts davon. Meine Müdigkeit ist immer gleich, egal, ob es mir gut oder schlecht geht. Das Wetter und Tage, an denen ich wesentlich mehr tue, können sie beeinflussen. Hätten sie mich gefragt, hätte ich ihnen gesagt: »Während meiner Depression war ich nicht müder, sondern blockiert, und die Medikamente machten mich nur lethargisch.« Großartig steht da auch, wie sie mir empfohlen haben, auf meine Schlafenszeiten zu achten und am Tag meine Schläfchen zu verkürzen. Was haben sie sich da aus den Fingern gesogen? Sie haben mir keine Ratschläge gegeben, da diese schon längst in meinem Manuskript stehen. Und ich halte sie schon seit Jahren ein.

Nun, diese Herren wissen nicht, wer vor ihnen steht, und sie scheinen auch keine Ahnung von Patienten zu haben. Wissen allein reicht nicht aus, um ein guter Arzt zu sein.

Seit meinem zwanzigsten Lebensjahr beschäftige ich mich mit autogenem Training und Meditation. In all diesen Jahren habe ich gelernt, auf meinen Körper zu hören. In der Reha waren die Ärzte und Therapeuten sehr erstaunt, wie genau ich ihnen meine Empfindungen beschreiben konnte. Die Jahre nach meinem Schlaganfall haben mich gelehrt, noch besser auf meinen Körper zu hören. Meine Gefühle werden immer feiner. Viele Kranke, die über Jahre krank sind, bemerken, was ihr Gegenüber denkt, und können so zwischen den Zeilen lesen. Sehr ausgeprägt ist dies bei blinden Menschen. Die Fühler werden immer sensibler.

Nun zwischenzeitlich kann ich an der Körpersprache, am Gesagten und Nichtgesagten die Gedanken meines Gegenübers lesen und fühlen. Mit der Aussage, dass ich auf das Wort *Kataplexie* im Internet gestoßen bin, habe ich in ein Wespennest gestochen und dem Stier ein rotes Tuch gezeigt. Es war wirklich nur ein Zufall gewesen, dass ich auf dieses Wort gestoßen bin. Ich vergeude meine wenige Zeit nicht damit, dass ich im Internet nach Krankheiten suche, die ich haben könnte. Es liegt mir fern, mich kränker zu machen, als ich bin. Mit meinen Handicaps habe ich schon genug zu tun. Nach meiner Entdeckung im Internet folgten Gespräche mit meinem Hausarzt und meiner Psychiaterin, die wir über ein Jahr führten. Erst als meine Ärzte nicht weiterwussten, schickten sie mich zu diesem Gespräch.

Warum werden Patienten zu Internetpatienten? Warum suchen sie auf einer Plattform, bei der man weiß, dass die Richtigkeit infrage gestellt wird? Warum nehmen Patienten es auf sich, obwohl sie wissen, dass sie sich damit die Ärzte nicht zu Freunden machen?

Patienten sind sehr empfindsam. Sind Symptome nicht schon einer Krankheit zugeordnet, sind sie ein Buch mit sieben Siegeln. Um sich einem Arzt zu öffnen, wird viel Vertrauen benötigt. Vertrauen, das er nur durch Einfühlsamkeit erlangen kann. Dafür braucht es jedoch Zeit. Man geht zu einem Arzt, um Hilfe zu erlangen. Hilfe heißt nicht, dass ich Medikamente erhalte, die meine Krankheit wegzaubern. Hilfe habe ich erhalten, wenn ich die Arztpraxis verlasse und es mir besser geht. Heilung entsteht nicht nur im Körper, sondern auch in der Seele, wenn ich mich verstanden und geborgen fühle. Wie kann ich das aber, wenn das Verhältnis in einem kleinen Untersuchungszimmer eins zu drei ist? Wenn mir das Gefühl vermittelt wird, zeige dich demütig, weil wir gerade vom Olymp zu dir herabgestiegen sind, du Erdenwurm. Deine Ärzte haben keine Ahnung, sonst hätten sie dir schon längst andere Medikamente gegeben. Du verschwendest unsere kostbare Zeit! Du solltest mal etwas an deinem Leben ändern, dann würde es dir auch besser gehen. Wir sehen in dich hinein und wissen somit alles über dich, auch wenn du es nicht glauben kannst. Meine lieben Herren, da gehe ich doch lieber ins Internet. Das ist geduldig, hat nie schlechte Laune, greift mich nicht an und hat vor allem Zeit, viel Zeit. Es ist mir noch nie passiert, dass sich das Fenster geschlossen hat, nur weil gerade Mittagszeit oder Feierabend war.

Ich sitze da und frage mich, ob ich beim nächsten Mal meinen Anwalt als Zeugen mitnehmen soll.

Magen-Darm-Spiegelung

Die Tage werden immer länger und das Essen für meinen Mann immer schwerer. Zwischenzeitlich hat er mindestens zehn Kilogramm abgenommen. Wäre da nicht die Besorgnis, könnten wir uns freuen. Am liebsten trinkt er nur noch. Joghurtdrinks stapeln sich in unserem Kühlschrank, und das Essen für mich und meine Kinder findet kaum noch Platz.

Endlich ist es so weit, der Tag vor der Spiegelung ist da. Heute muss er ein Getränk zu sich nehmen, das den Darm entleert. Für ihn keine angenehme Prozedur. Das viele Trinken wäre noch das eine, aber dazu kommt nun der Durchfall, und er verbringt die größte Zeit des Tages auf der Toilette. Die Aufregung steigert sich, und er hat Angst vor der Untersuchung, obwohl viele Freunde und Bekannte ihm gesagt haben, dass man von der ganzen Untersuchung nichts mitbekommt. Aber ich verstehe ihn, da es mir genauso gehen würde.

Am nächsten Morgen muss er nüchtern bleiben, und schon bald holt ihn unser Freund mit dem Auto ab. Er darf nicht selbst fahren, weil er eine Narkose bekommt. Nach langem, aufgeregtem Warten kommt er endlich nach Hause, und ich will natürlich sofort oder noch schneller die Diagnose hören. Er sagt zu mir: »Ich habe eine gute und eine schlechte Nachricht. Die gute Nachricht ist, im Darm ist alles in Ordnung. Die schlechte Nachricht ist, ich habe am Mageneingang einen Tumor, den man operieren muss, egal, ob er gutartig oder bösartig ist. Das Gewebe wird jetzt eingeschickt, und nächste Woche, wenn du in den Ferien bist, werde ich den Befund erhalten.«

Wieder beginnt der Verdrängungsmechanismus. Wir wollen beide nicht an das Schlimmste denken. Nein, es wird eine Operation geben, und dann ist alles wieder gut!

Diagnose Krebs

Wie jedes Jahr fährt mich mein Sohn in meine Klosterferien. Schon lange habe ich mich auf diese Erholungswoche gefreut. Freunde zu sehen und neue Menschen kennenzulernen. Da alle meine Familie kennen, wird natürlich nach ihrem Befinden gefragt. Ein Thema dominiert den Abend. Mein Mann hat ein Geschwür und muss operiert werden. Ich fühle mich recht ruhig. Es wird schon alles klappen! Am Dienstag werden wir die Diagnose bekommen.

Die Zeit vergeht im Nu, und es ist Dienstagmorgen. Das Handy liegt neben mir auf dem Arbeitstisch, während ich Kerzen einpacke. Angespannt wandert mein Blick immer wieder zum Telefon, als wenn ich den Anruf mit meinen Gedanken anziehen könnte und das Klingeln schon von Weitem zu hören wäre. Meine Nerven sind bis zum Zerreißen angespannt.

Endlich, der Klingelton durchdringt die Stille. Meine Hand greift rasant nach dem Handy, und schon habe ich es am Ohr. »Hallo, mein Schatz! Wie war es?«, frage ich.

Stille, dann: »Er ist bösartig!«

Tränen steigen mir in die Augen, und die Kehle ist wie zugeschnürt! Ich versuche, stark zu sein, weil die Diagnose für ihn doch ein Hammerschlag war. Immer wieder sage ich zu mir: »Es wird schon gut! Es wird schon gut!« Jeder, der mich jetzt anspricht, treibt mir die Tränen in die Augen. Mein ganzes Immunsystem bricht zusammen, und ich bekomme einen gewaschenen Schnupfen, sodass die Meditation und der Wüstentag für mich buchstäblich ins Wasser fallen. Vor ein paar Wochen habe ich das Vertrauen in die Ärzte durch diesen Professor verloren, und jetzt muss ich aufs Neue auf Ärzte vertrauen, da ich keine Ahnung von Krebs habe. Ich bete die ganze Woche immer wieder: »Lieber Gott, lass uns die richtigen Ärzte finden und hilf, dass mein Mann geheilt werden darf!« In meinen Gedanken halte ich Selbstgespräche: »Louise, sei stark! Es wird eine schwere Zeit für die ganze Familie, und du musst jetzt alle tragen! Du wirst es schaffen!«

Zum Glück habe ich eine liebe Zimmernachbarin hier im Kloster, sie hilft mir über die ganze Woche. Ich bin ihr so unendlich dankbar für die vielen Gespräche und die zärtlichen Gesten!

Hätte mir jemand gesagt: »Dies ist der Beginn des letzten Aktes im Leben deines Mannes!«, hätte ich es nicht geglaubt, weil die Hoffnung zuletzt stirbt.

Mutter

Vor genau zwanzig Jahren eröffnete uns meine Mutter die gleiche Nachricht: »Das Geschwür ist bösartig. Ich habe Krebs!«

Ein Déjà vu erscheint vor mir! Mit dieser Diagnose begann für mich die Hölle auf Erden, da meine Mutter von meinem Vater, meinem Mann und mir verlangte, dass wir niemandem davon erzählen. Sie wollte so weiterleben wie bis zu diesem Zeitpunkt.

Mit den Sorgen, dem Kummer und dem Schmerz allein fertig zu werden, war für mich und meinen Mann, als Eltern von zwei kleinen Kindern, einfach nur schrecklich. Auch Erleichterung durch Hilfe gab es dadurch nicht. Diese Zeit forderte beinahe unsere Ehe als Preis. Zum Glück sind Orlando und ich der gleichen Meinung. Egal, wie schwer die Zeit auch sein wird, wir werden offen mit allen Menschen kommunizieren, die uns auf dem Weg begegnen werden, Hilfe suchen und sie auch annehmen. Nichts soll zwischen uns stehen am Ende der Zeit. Wir haben viele Dinge in unserem Leben erfahren und sind aus jeder Krise gestärkt hervorgegangen. Die Liebe zueinander wird uns auch dieses Mal helfen.

Computertomografie

Nach der Diagnose beginnen für meinen Mann bereits die ersten Untersuchungen. So muss er schon am Donnerstag eine Computertomografie vornehmen lassen. Das heißt, er geht in die Röhre. Am Sonntag komme ich nach Hause, von dem Termin wusste ich nichts. Jetzt erzählt er mir davon.

Ich weiß genau, was sie hier mit ihm gemacht haben. Durch meinen Hirnschlag hatte ich auch schon das Vergnügen, diese Prozedur über mich ergehen zu lassen. Wenn man keine Platzangst hat, ist das Ganze halb so wild, weil es keine Schmerzen verursacht und weil man das laute Hämmern mit Ohropax dämpfen kann.

Also locker vom Hocker kann ich hier sagen: »Das Ganze ist nicht schlimm!« Was jedoch nicht nur für meinen Mann schlimm ist, ist das ständige Warten. Warten auf die Untersuchung! Warten auf die Diagnose! Es ist kein freudiges Warten wie an Weihnachten, als ich ein Kind war. Dieses Warten ist mit Ungewissheit, Ohnmacht, Angst und ständiger Hoffnung angefüllt. Wie man so schön sagt, stirbt die Hoffnung zuletzt. Sie wird uns zwei, die Kinder und die ganze Verwandtschaft für die nächsten Jahre begleiten.

Für mich und meine Kinder ist es eine große Erleichterung, dass in der Familie von Orlando offen über alles gesprochen wird. Egal, wer krank ist, innerhalb von kurzer Zeit wissen es alle. Auch Freunden kann ich mich anvertrauen. Das Sprechen macht alles leichter. So haben meine Tochter, mein Sohn und ich unsere eigenen Begleitpersonen. Wie anders ist dieser Zustand, als gezwungen zu sein, zu schweigen. Diese Art von Höllenqualen sind wenigstens beseitigt.

Arbeitsunfähigkeit

Orlando wird immer schwächer und vom Arzt vollständig arbeitsunfähig erklärt. Ohne zu essen, verliert er rasant an Gewicht. Bald wird nur noch Trinken möglich sein. Zusehen zu müssen, wie der Mensch, den man am meisten auf dieser Erde liebt, die Kräfte verliert, bedeutet für mich einen unendlichen Herzensschmerz. Er lässt mich auch wissen, dass er auf keinen Fall eine künstliche Ernährung will. Eine Sonde kommt nicht infrage. Innerlich beginne ich zu kochen: »Dieser Sturkopf, und ich soll dabei zusehen, wie er verhungert!« Es bleibt mir nichts anderes übrig, als zu beten, dass es bis zur Chemotherapie nicht nötig sein wird und der Tumor danach möglichst schnell schrumpft.

Geistheilerin und Onkologe

Endlich ist es so weit! Der erste Termin beim Onkologen steht an. Wir sind beide sehr aufgeregt. Die Bilder heute zu sehen, heißt für uns ganz konkret, der Tatsache ins Auge zu sehen. Es besteht ein riesiger Unterschied zwischen dem Hören und dem Sehen einer Diagnose. Hier im Wartezimmer zu sitzen und einfach zu warten, ist nervtötend. Um mich abzulenken, blättere ich in einer Zeitschrift herum und versuche, etwas zu lesen. Meine Gedanken schweifen jedoch ständig ab, und schlussendlich habe ich nicht viel von dem verstanden, was ich gelesen habe.

Da erscheint der Arzt und bittet uns ins Sprechzimmer. Zuerst befragt er Orlando über sein Leben und seine Gesundheit. Mein Mann erzählt: »Ich bin der Älteste von sieben Kindern und dazu noch der Älteste von Drillingen. Meine Mutter habe ich mit sechzehn Jahren auch an Krebs verloren. Momentan habe ich einiges an Gewicht verloren, da ich kaum noch essen kann und mich mehrheitlich von Milchdrinks ernähre. In der Woche, als meine Frau in den Ferien war, bin ich hingefallen und meine Brust schmerzt noch immer, aber meine Frau reibt mir die Brust mit Salbe ein.«

Der Arzt versucht, die Bilder auf den Monitor zu bringen. Es klappt, aber sie sind so schlecht, dass sie nichts wert sind. Er flucht leise. Jetzt erklärt er uns, leider ohne Bilder, welche Möglichkeiten es für Orlando gibt: »Es muss operiert werden! Bis dahin muss der Tumor jedoch noch schrumpfen, also wird es vorgängig eine Chemotherapie geben. Nachträglich wird erneut eine Chemo folgen. Wir haben die Erfahrung gemacht, dass wir so die größten Erfolgschancen haben. Einzelne Krebszellen, die noch nicht sichtbar sind, werden so auch noch abgetötet. Sie haben übrigens Glück, dass Sie noch so jung und bei guter Konstitution sind, sonst würde keine Operation gemacht werden.«

Stumm verlassen wir die Praxis. Das muss alles erst sacken. Zum Glück können wir am Nachmittag noch zur Geistheilerin. Den Termin habe ich, aber ich werde ihn an meinen Mann weitergeben, auch wenn sie das nicht so mag.

Am Abend kehren wir erschöpft nach Hause. Nicht etwa körperlich, sondern seelisch.

Ultraschall, der kein Ultraschall ist

Der Onkologe hat nach der letzten Besprechung sofort Kontakt mit dem Spital aufgenommen, um einen Termin für eine erneute Untersuchung zu bekommen. Es ist das Krankenhaus, in dem er mit einem ganzen Ärzteteam zusammenarbeitet. Mit der Krankengeschichte von Orlando sind jetzt etwa zehn Ärzte verwoben, die sich ständig austauschen, welche Behandlung das Beste und wie das Vorgehen am sinnvollsten ist. Nun gut, schon ein paar Tage später flattert ein Brief ins Haus mit dem Aufgebot.

Für Orlando ist das Autofahren das höchste Gut. So will er auch heute selbst fahren und sich nicht chauffieren lassen. Was will ich anderes? Ich lasse ihn widerwillig aus dem Haus. Einige Stunden später kommt von Orlando ein Anruf: »Hallo! Ich kann nicht nach Hause fahren. Es war kein Ultraschall, sondern eine Magenspiegelung, und jetzt kann ich nicht fahren. Kannst du Raphael organisieren, damit er das Auto und mich auf der Heimfahrt von der Arbeit abholt?«

Leise lache ich in mich hinein und hänge den Telefonhörer auf. Das hast du nun davon. Meinen Sohn erreiche ich auf der Arbeit. Er wird den Vater und das Auto holen, aber zwei Stunden müsse er schon noch warten. Schnell ist die Nummer von Orlando gewählt, und ich teile ihm die Antwort mit. Er ist erleichtert und setzt sich für diese Zeit ins Krankenhauscafé.

Ein paar Stunden später sind die beiden wieder daheim. Erst im Nachhinein wird mir bewusst werden, wie wichtig diese kleinen Momente des Lachens sind.

Implantat Port, Diagnose Rippen

Kaum sind ein paar Tage vergangen, steht schon wieder eine Besprechung mit dem Onkologen an. Heute geht es darum, dass Orlando einen Port bekommen soll. Mein Wissen hat sich in kurzer Zeit unheimlich vergrößert. Wäre ich vor ein paar Monaten noch gefragt worden, was ein Port sei, hätte ich nur mit den Schultern gezuckt. Ein Port ist ein kleines Kästchen, das unter dem Schlüsselbein einoperiert wird. Chemoinfusionen können dort angeschlossen werden. So wird Orlando nicht immer wieder in den Arm gestochen. Geplant ist eine Chemo, die er immer mit sich trägt und die ihm das Medikament konstant zuführt.

Am Schluss fragt der Arzt noch: »Sind Sie gefallen?« Wir lachen beide, und mein Mann antwortet: »Ja, das haben wir Ihnen doch schon beim letzten Mal erzählt.« Er wiederum sagt uns dann: »Sie haben die Rippe mehrfach gebrochen, und sie sieht aus wie eine Perlenkette.«

Röhre, PET

Die Operation des Ports ist gut verlaufen. Heute hat Orlando, nur einen Tag später, schon wieder eine Untersuchung. Eine sogenannte PET (Positronen-Emissions-Tomografie). Dabei wird dem Patienten eine schwach radioaktive Substanz injiziert. Unser Freund fährt uns ins Inselspital. Nur hier an der Uniklinik gibt es die Möglichkeit dieser Untersuchung. Ich begleite Orlando durch das Labyrinth der vielen Gänge und fühle mich wie ein alter Hase. Durch meinen Hirnschlag, den vielen Untersuchungen und den Aufenthalt hier kenne ich mich schon ganz gut aus. Witzelnd sage ich zu ihm: »Jetzt können wir Strom sparen, wenn du in der Nacht leuchtest.«

Die Wartezeit ist nicht allzu lange, und wir können uns schon bald auf den Heimweg machen. Unser Fahrdienst steht auch schon bereit. Freunde zu haben, die uns nicht nur in dieser schweren Zeit begleiten, sondern auch aktive Hilfe leisten, sind unbezahlbar. Man kann sie nicht in Gold und Diamanten aufwiegen. Dieses Wissen lässt mich ganz still und demütig werden. Sie machen unser Leben reich!

Ableger in der Leber

Gerade ist ein Monat seit der Diagnose vergangen, und jetzt liegen die Bilder von der PET vor. Im Gegensatz zur CT ist hier alles farbig, und die Tumore leuchten uns rot entgegen. Meine rechte Hand liegt auf dem linken Oberschenkel von Orlando, und der Onkologe erklärt uns die Diagnose am Bildschirm.

Der Haupttumor liegt zwischen Speiseröhre und dem Mageneingang. Es gibt da aber noch einen Ableger in der Leber. Er versucht, voller Hoffnung zu wirken, aber trotz allem spüren wir im Unterbewusstsein, dass es ihm nicht gefällt. Je länger seine Ausführungen dauern, umso mehr beginnt sich, alles in mir zu verkrampfen. Das vegetative Nervensystem beginnt wieder einmal, Samba zu tanzen. Für einen kurzen Moment steigt Übelkeit in mir hoch, und Schwindel lässt mein Hirn schwimmen.

Wie wird das wohl in den nächsten Monaten werden, wenn nur der letzte Monat ein Wechselbad der Gefühle war? Dieses Auf und Ab strapaziert meine Nerven bis an die Grenzen. Ich fühle mich wie in einem Orkan. Sturmgetöse lässt mich taub werden, und Böen schlingern mein Lebensschiffchen, das klein wie eine Nussschale ist, zwischen meterhohen Wellen hin und her. Es lässt sich nicht beschreiben. Ich habe das Gefühl, ganz aus der Bahn geworfen zu sein. Platt, in den Boden gestampft.

Alles Jammern hilft hier nichts. Ich muss für Orlando und die Kinder stark sein. Wie schlimm wird für ihn diese Nachricht erst sein. Er braucht doch jemanden, der ihm den Rücken stärkt. Zum Glück weiß ich noch nicht, was auf mich zukommt. Ohnmächtig danebenzustehen und zuzusehen, wie ein geliebter Mensch schwer krank ist, und gewillt zu sein, ihn auf dem Weg des Todes zu begleiten. Nie zu wissen, ob dieser Weg gerade in den Tod führt oder ob es doch noch irgendwo eine Abzweigung gibt, die zurück auf den Weg des Lebens führt, ist genauso schlimm. Psychoterror im wahrsten Sinne des Wortes.

In dieser schweren Zeit zu erkennen, dass dieser Weg ins wahre Leben führt, ist schwer und kaum erkennbar.

Sonntag

Es ist Sonntag, und mein Mann ist schon aufgeregt. Nicht nur er, auch mir geht es nicht besser. Diese Ungewissheit nagt. Was erwartet uns die nächsten Monate? Wie wird er die Chemo vertragen? Welche Nebenwirkungen werden sich bei ihm zeigen? Werde ich die Pflege mit ihm schaffen?

Er packt seine Reisetasche. Es ist nicht viel für diese zwei bis drei Tage und trotzdem kreisen die Gedanken. Habe ich alles? Gemeinsam gehen wir das wenige im Kopf durch. Die Kleider, den Kulturbeutel und vor allem die Papiere.

Ich glaube, es ist besser, wir erstellen für die kommende Operation eine Liste, die wir nur noch abhaken können.

Erste Chemo

Es ist so weit. Montagmorgen, und unser Freund steht mit seinem Auto vor der Haustür. Die Tasche wird verladen, wir steigen ein. Ein eigenartiges Gefühl beschleicht mich. Jetzt muss ich meinen Mann im Krankenhaus zurücklassen. Es ist nicht dasselbe, wie wenn er sonst für zwei, drei Tage auf einem Kurs oder in einem Lager ist. Auf dem Weg sehe ich am Straßenrand ein Plakat, auf dem geschrieben steht: »Bei Gott ist nichts unmöglich!« Ich schließe es in meinem Herzen als ein gutes Omen ein.

Einige Minuten später sind wir am Krankenhaus angekommen, und ich begleite meinen Mann nach drinnen. Vor der Patientenaufnahme warte ich. Nach einer kurzen Zeit erscheint er wieder. Da er schon vor einer Woche wegen des Einsetzens des Ports da war, waren die Daten vorhanden. Schon nach einer kurzen Zeit erscheint eine nette Krankenpflegerin und begleitet uns zuerst zum Labor, in dem meinem Mann eine Blutprobe entnommen wird. Danach geht es weiter zu einem anderen Gebäude, in dem er in der vierten Etage ein Doppelbettzimmer mit einem netten älteren Herrn teilen soll.

Mit Widerwillen verabschiede ich mich nun mit einem Kuss von meinem Mann. Ich muss loslassen, da ich nichts mehr für ihn tun kann.

Obwohl ich im Loslassen geübt bin, fällt es mir nicht leicht, die auf mich zukommenden Situationen einfach anzunehmen. Ich bin machtlos! Meine Gedanken, meine Sorgen und die Ängste lege ich in die Hände Gottes, oder ich versuche es wenigstens. Der Glaube, dass Gott meinen Mann, meine Kinder und mich durch diese schwere Zeit tragen wird und dass die Engel und alle, die da in der geistigen Welt leben, uns helfen und unterstützen, lassen mich ruhiger werden.

Die Ruhe und die Kraft lassen mich die Ängste der anderen ertragen, auch wenn ich an meine Grenzen stoße.

Abends um acht warte ich auf den Anruf meines Mannes. Immer wieder wandert mein Blick zur Uhr. Noch vier Minuten, noch zwei Minuten und endlich das erlösende Klingeln. Wie geht es ihm wohl? Seine Stimme erreicht mein Ohr, und ich höre die gewünschten Worte: »Mir geht es gut. Ich hatte nur ein wenig Kopf- und Halsschmerzen.« Trotz der Schwere der Situation fühle ich mich glücklich.

Lange Tage

Der Dienstag bricht an. Langsam wache ich auf und die Träume verschwimmen. Obwohl ich gut geschlafen habe, macht sich ein Druck in meinem Magen bemerkbar. Ich weiß nicht, ob es die Aufregung ist oder ob ich Hunger habe. Meine Gedanken sind bei meinem Mann. Hoffentlich hatte er auch eine gute Nacht. Normalerweise kann ich noch einmal einschlafen, wenn ich mich noch müde fühle. Heute geht es nicht. Ich wälze mich von einer Seite auf die andere und zerwühle mein Kissen. Aus Erfahrung weiß ich, dass mich der Schlaf im Laufe des Nachmittags einholen wird, wenn ich zu wenige Stunden geschlafen habe, aber liegen zu bleiben, bis mir alle Knochen wehtun und mir der Schädel brummt, das tue ich mir nicht an. Was soll's? Langsam krieche ich aus den Federn. Die Augen wollen noch geschlossen bleiben, und der Blick ist getrübt. Ich brauche unbedingt einen Kaffee, um den Schleier der Nacht von meinem matschigen Hirn zu bekommen.

Zuerst gehe ich wie jeden Morgen auf die Terrasse. Die frische Luft sauge ich tief in meine Lungen ein. Das tut gut! Der Kopf wird klarer. Langsam beginnen die Lebensgeister zu erwachen.

Der Griff zur Gießkanne ist noch ganz automatisch, doch das Prasseln des Wassers in ihr Inneres weckt mich immer mehr. Ich genieße es, meinen Blumen beim Wachsen zuzusehen, doch heute ist es anders.

Meine Gedanken schweifen immer wieder ab und gehen zu meinem Mann. Einerseits bin ich froh, dass er sich in guten Händen befindet, andererseits möchte ich ihn bei mir haben. Wie werden die Nebenerscheinungen der Chemo sein? Wird es so positiv bleiben wie gestern oder werden sich heute noch andere Nebenwirkungen zeigen?

Trotz Blumen und Frühstück mit einem herrlich duftenden Kaffee kreisen meine Gedanken. Kein Ablenkungsversuch gelingt, und die Minuten werden zu Stunden, bis mich der nächste Anruf meines Mannes erreicht.

Hurra! Wir können ihn morgen nach Hause holen.

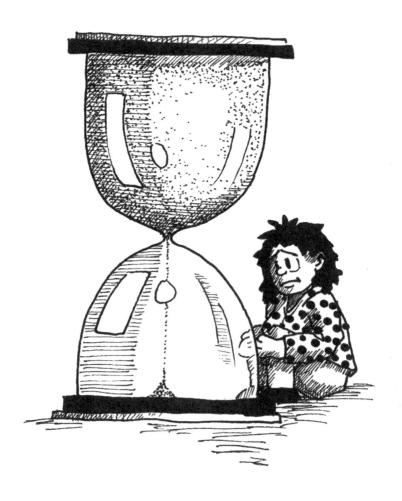

Nach Hause

Er wartet vor dem Krankenhaus schon auf uns. Wie glücklich bin ich, ihn in meine Arme zu schließen. Obwohl er immer noch einige Kilos abnehmen kann und nicht schlank ist, wirkt er auf mich zerbrechlich. Unser Freund fährt uns nach Hause. Beim Aussteigen schwankt mein Mann. Er darf nicht schnell aufstehen, sonst wird ihm schwindlig. Langsam gehen wir die Treppe hoch bis zur Haustür. Im Haus geht er ins Wohnzimmer und lässt sich erschöpft, aber glücklich ins Sofa gleiten.

Die Nebenwirkungen der Chemotherapie sind wie bei einer starken Grippe. Er fühlt sich schwach und zerschlagen. Die Geschmacksnerven sind wie betäubt und nichts hat noch richtig Geschmack.

Ich selbst erledige einige der kleinen Dinge, die mein Mann in den letzten Jahren übernommen hat. Der Schlaf hat sich in der Nacht verkürzt, da meine Gedanken kreisen und ich im Magen einen Druck verspüre, sodass ich nicht noch einmal einschlafen kann. Die wenige Mehrarbeit lässt mich so ermüden, dass ich dafür am Nachmittag für eine Stunde schlafe. Aber was soll's? Wir übergeben das Kommando unseren Körpern und ruhen uns aus.

Es ist Fußballweltmeisterschaft, und ich habe in meinem Leben noch nie so viele Fußballspiele angesehen wie momentan. Fußball hat mich noch nie interessiert, aber ich bin glücklich, in der Nähe von Orlando zu sein.

Blutdruck

Wir merken, dass der Blutdruck meines Mannes fällt und rufen besorgt im Krankenhaus an. Uns wird empfohlen, dass wir ihn öfters kontrollieren und am nächsten Tag vielleicht das blutdrucksenkende Medikament absetzen sollen.

Es ist Freitag und der Blutdruck immer noch tief. Ich sage zu Orlando: »Nimm kein Medikament mehr. Wenn der Blutdruck wieder ansteigt, kannst du immer noch eine Tablette nehmen.« Dass dies eine weise Entscheidung ist, wird sich am nächsten Tag herausstellen.

Notfall

Ganz verschlafen komme ich aus dem Schlafzimmer. Was ist das nur? Meine Kinder sprechen ganz aufgeregt. Schlaftrunken gehe ich die Treppe nach unten. Wohlweislich halte ich mich gut fest. Ich will ja keinen Tritt verfehlen. Etwas stimmt hier nicht. Langsam merke ich, dass Orlando auf der Toilette sitzt und meine Kinder mir sagen, dass es ihm gar nicht gut geht. Mein Gott! Er sitzt ganz entkräftet auf der Schüssel. Meine Gedanken beginnen zu rasen, und ich sage vehement zu mir: »Louise, jetzt Ruhe bewahren! Wenn du nicht ruhig bleibst, eskaliert die Situation!« So, dreimal tief durchatmen. Ich versuche, ganz ruhig zu bleiben, und überlege. Entweder rufen wir den Onkologen an oder gleich den Notfall im Krankenhaus. Toll, die Nummern hat nur Orlando in seinem Handy gespeichert. Ich habe noch ein Handy aus der vorletzten Generation, oder noch weiter zurück. Wie das moderne Ding meines Mannes funktioniert, keine Ahnung. Zum Glück wissen meine Kinder, wie das geht. Aber zuerst muss Orlando zum Bett geführt werden, das Gott sei Dank im Wohnzimmer steht. Ich stütze ihn, aber es ist lächerlich, da ich auch falle, wenn er fällt. Für mich ist er viel zu groß und zu schwer, um ihn halten zu können. Gemeinsam schaffen wir es und gelangen zum Bett, wo er sich hinlegt. Schnell hole ich den Blutdruckmesser. Wie vermutet ist der Blutdruck viel zu niedrig. Wie froh bin ich, dass ich ihm gestern geraten habe, keine blutdrucksenkenden Mittel einzunehmen. Weiter vermute ich einen Kreislaufzusammenbruch. Also rufen wir den Notfall an. Sofort werden wir gefragt, ob er transportfähig ist und ob ihn jemand vorbeibringen kann. Mein Sohn kann fahren. Wir packen das Nötigste ein, und die beiden sind verschwunden.

Geburtstag

Diese Aufregung schon am frühen Morgen! Heute ist der fünfundfünfzigste Geburtstag von Orlando und seinen Drillingsschwestern. Dieses Jahr sind wir mit dem Organisieren dran. Der Raum war gebucht und das Essen vorbereitet. Ein Liegebett wird aufgestellt, sodass Orlando sich jederzeit hinlegen kann. Es soll für alles gesorgt sein, damit er sich wohlfühlt.

Unser Auto fährt vor, aber es steigt nur mein Sohn aus. Was war da los? Orlando musste im Krankenhaus bleiben.

Nach und nach treffen alle Gäste ein, und wir müssen ihnen mitteilen, dass Orlando im Krankenhaus ist und er nicht dabei sein kann. Zuerst sinkt die Stimmung in den Keller. Ein Bruder beginnt, daraufhin zu weinen. Er verlässt schon nach kurzer Zeit mit seiner Frau die Gesellschaft. Wir können die Laune der Gäste zum Glück mit der Aussage »Es ist der Wunsch eures Bruders und Schwagers, dass wir auch ohne ihn feiern!« umdrehen. Diese Feier ist einzigartig. Jeder versucht, gute Miene zum bösen Spiel zu machen. Da der Freund meiner Tochter auch heute Geburtstag hat und seine Familie ebenfalls gekommen ist, wird es doch ein schönes Fest. Meine Gedanken weilen jedoch stets im Spital bei Orlando! Wie geht es ihm? Was ist wohl los?

Der Tag vergeht wie im Flug, und schon bald verlassen uns die ersten Gäste.

Am Abend telefoniere ich mit meinem Liebsten, und er erzählt mir, dass alle noch bei ihm vorbeigekommen sind und es auch für ihn schön gewesen ist. Jetzt ist er jedoch sehr müde. Ich bin froh, dass er im Spital bleiben musste. Dieser Tag hätte ihn vollkommen überfordert. Doch die gestaffelten Besuche haben ihm gutgetan.

Chemo-Unverträglichkeit

Was ist nur mit ihm los? Wir können es gar nicht verstehen. Es hatte doch alles so gut angefangen. Die Nebenwirkungen waren kaum merklich gewesen.

Vor dem Beginn der Chemo haben sie uns gesagt, dass die roten Blutkörperchen zurückgehen können und dass es allenfalls nach vier bis fünf Wochen zu einem Zusammenbruch kommen könnte. Das muss aber nicht sein, werden wir beruhigt.

Ja, und jetzt war das, was nicht unbedingt eintreten muss, da. Nicht etwa nach fünf Wochen, sondern schon nach einer.

Die roten Blutkörperchen fehlen, und sie verabreichen ihm eine Transfusion, ebenso eine Transfusion mit Salzlösung. Die Leukozyten haben auch abgenommen. Dafür bekommt er eine Spritze zum Aufbau der Leukozyten, und die Chemo wird abgebrochen!

Notfalltasche

Der plötzliche Krankenhausaufenthalt lässt mich nachdenken. Es ist für mich sehr anstrengend, in diesem Stress eine Tasche für meinen Mann zu packen. Wenn ich normalerweise unter Druck schon für mich etwas vergesse, wie soll ich da für einen anderen an alles denken? Ein Ding der Unmöglichkeit! Also besser in Ruhe eine Notfalltasche zusammenstellen. Die Krankenkassenkarte trägt er ständig in seiner Brieftasche. Die Karte mit den Angaben über die Chemo muss in der Seitentasche deponiert werden. Dazu kommen die Patientenverfügung und die Blutgruppenkarte, nicht zu vergessen der Einnahmeplan anderer Medikamente. Zum Glück hat Orlando keine Allergien, das vereinfacht einiges.

In ein Necessaire kommen Zahnbürste, Zahnpasta, Zahnseide, Haarbürste, Deo, Parfum und neue Batterien für seine Hörgeräte.

Jetzt fehlen nur noch ein Pyjama, Unterleibchen, Unterhosen, T-Shirts, Socken und der Trainer. Die Hausschuhe können wir auch gleich einpacken, da er zu Hause immer in den Socken herumrennt.

Es ist ein erleichterndes Gefühl für mich zu wissen, dass ich im Notfall nur noch die Tasche greifen muss.

Die wenigen Dinge, die noch verbleiben, sind bald zusammen. Brille, Hörgeräte, Handy und das neueste Buch sind schon beinahe an ihm festgewachsen.

Besuch im Heim

Was so eine Woche ohne das Gift der Chemo ausmacht. Orlando fühlt sich viel besser. Ohne die Nebenwirkungen wollen wir die Chance ergreifen und einen Besuch im Heim bei seiner Gruppe machen. Freudig werden wir erwartet. Zum Glück ist das Wetter sehr schön und angenehm warm, sodass wir zum Kaffeeklatsch auf die Terrasse gehen können.

Die Bewohnenden bestürmen ihn, und jeder möchte ihm ganz nahe sein. Was so in ein paar Wochen passiert ist, muss natürlich erzählt werden. So fliegt das Gespräch hin und her. Orlando hat für jeden ein Ohr. Was für mich oft schwer verständlich ist, scheint ihm trotz seiner Schwerhörigkeit keinerlei Probleme zu bereiten. So macht sich meine lange Abwesenheit bemerkbar, und ich muss die Frequenz meines Gehörs zuerst wieder neu einstellen.

Obwohl wir am Ende des Nachmittags sehr müde sind, sind alle sehr glücklich. Die Augen von Orlando und den Bewohnenden glänzen und die Gesichter strahlen. Wie schön war dieser Nachmittag, der unseren Seelen so gutgetan hat.

Neustart Chemo oder noch eine Woche Erholung

Wieder beginnt eine neue Woche, und wir begeben uns zum Onkologen. Unser Leben dreht sich nur noch um Krankheit, Spital, Ärzte und Medikamente. Wird heute ein Neustart mit einer neuen Chemo sein oder muss sich Orlando noch mehr erholen? Sein Leben und bis zu einem gewissen Grad auch meins liegen in den Händen der Ärzte. Irgendwie fühlen wir uns ohnmächtig. Absolutes Vertrauen zu Menschen und ihren Fähigkeiten zu haben, die man kaum oder nicht einmal kennt, fordert uns wirklich heraus. Egal, was sie entscheiden und wie sie die Medikamente zusammensetzen, Orlando muss es ausprobieren und die Folgen tragen. Und diese Folgen beeinträchtigen auch mein Leben, meine Psyche und meine Kräfte.

Es gibt noch eine Woche Aufschub, aber die Abklärung, ob man ein Medikament einsetzen kann, das gezielt auf die vom Krebs befallene Stelle wirkt, bringt keine Vorteile und kann nicht verwendet werden. Schade!

Plötzliche Depression

Die Hiobsbotschaft einer lebensbedrohenden Krankheit hat bei Orlando und mir einen Kampfesgeist gegen die Angst entfacht, die unvorstellbar ist. Gemeinsam schaffen wir alles. Diesen kleinen Zellen werden wir es schon austreiben, den Körper von Orlando zu zerstören. Die sind winzig, und wir werden sie zertreten, zerquetschen und auf ihnen herumtrampeln, bis sie so klein mit Hut verschwinden werden. Unsere gesamte Kraft verwenden wir darauf, wieder aufzustehen, wenn wir gefallen sind. Das war in den letzten zwei Monaten nicht nur einmal, sondern ständig der Fall. Kaum hatten wir uns aufgerappelt, kam schon die nächste Nachricht. Es war absehbar, dass die Mauern, die wir aufgebaut hatten, zusammenbrechen werden. Ja, und heute ist es so weit. Während bei mir langsam die Haare ausfallen, obwohl ich keine Chemo habe, stürzt Orlando in eine Depression.

Er fragt sich ständig: »Wofür bin ich noch gut? Ich kann nicht mehr arbeiten gehen. Wofür soll dieser Kampf sein? Die blöden Nebenwirkungen machen mich fertig. Ich kann und ich will nicht mehr.« Der Kampfgeist ändert sich schlagartig. Wir beginnen, darüber nachzudenken, was sein wird, wenn Orlando den Krebs nicht besiegt und der Tod tatsächlich vor der Tür steht.

Ich hole die Checkliste »Im Todesfall« hervor, und wir beginnen mit dem Ausfüllen. Irgendwie finden wir es anstrengend und kompliziert. Die Motivation kommt uns schon vor Beginn abhanden. Nach kurzer Zeit brechen wir die Übung ab. Bis jetzt waren wir nur am Kämpfen, und wir werden auch weiterkämpfen. Dieses bescheuerte Formular kann uns gestohlen bleiben! Wir werden es eh nicht brauchen!

Nebenwirkungen der Chemo

Da die Chemo ein starker Medikamentencocktail ist, gibt es auch unwahrscheinlich viele Arten von Nebenwirkungen. So überlege ich mir, ob ich mir das wirklich antun möchte, wenn ich in der gleichen Situation wie Orlando wäre. Aber wie in jeder schwierigen Situation kann niemand sagen, wie er reagieren wird. Man muss zuerst in den Schuhen des anderen stecken. So versuche ich, Orlando das Leben möglichst angenehm zu machen.

Kaum ist er nach einer großen Chemo zu Hause, merkt man schon, wie die Heiserkeit anfängt, und nach und nach bekommt er eine piepsige Stimme, wie wenn er Helium eingeatmet hätte. Wir lachen uns immer krumm und bucklig.

Da die Therapie auch die Zähne angreift, ist die Zahnhygiene besonders wichtig. Orlando ist sehr gewissenhaft darin, und obwohl man denken könnte, dass sich sein Mund wundervoll frisch anfühlt, ist dem nicht so. Er leidet an einer ständigen leichten Übelkeit und der Geschmack im Mund ist wie »Arsch und Friederich«. Das führt natürlich auch zu Appetitlosigkeit, wenn die Geschmacksnerven so gestört sind, dass die meisten Esswaren nach Karton schmecken. Also kaufe ich nur noch Dinge ein, auf die er Lust hat und die er gerne isst. Am meisten mag er Rohschinken, räsen Käse, Grießbrei mit viel Zucker und Zimt oder Joghurtdrinks.

Was für ihn sehr unangenehm ist, sind seine ständig kalten Hände und Füße. Er friert auch viel schneller als früher. Schlimm ist jedoch seine starke Kälteempfindlichkeit. Alles, was kalt ist, schmerzt ihn. So kann er nichts mehr aus dem Kühlschrank nehmen, und das Anfassen des kalten Steuerrades wird unmöglich. Ich stricke ihm Handschuhe ohne Finger. Im Laden lasse ich ihn die Farbe auswählen, und zu meinem großen Erstaunen wählt er Hellgrün, die Farbe eines Laubfrosches.

Die Darmtätigkeit ist stark erhöht. Da wechseln sich Darmkrämpfe und abgehende Winde einen Wettstreit. Der Durchfall ist das Unangenehmste. Bei jedem Pupser geht auch ein flüssiger Teil ab. Das ist manchmal mehr und manchmal weniger. Auf die Toilette zu rennen, wird ein Ding der Unmöglichkeit. Ich beginne, mich überall nach Einlagen für Herren umzusehen. Sich für diese zu entscheiden, übersteigt sein Schamgefühl. Das Gefühl, dadurch ein kleines Kind zu sein und kein erwachsener Mann, ist enorm. Ich denke, für Männer ist es viel schwerer als für uns Frauen. Wir sind es durch die Menstruation ein Leben lang gewohnt. Ich schlage ihm vor, eine dünne Nachtbinde einzulegen. Meine Argumentation, dass es doch viel einfacher sei, diese zu wechseln, anstatt immer die Unterhosen auszuwaschen, fruchtet langsam und er lässt sich dazu überreden. Er merkt, dass es viel angenehmer ist, nicht immer Angst zu haben, dass etwas in die Hose geht und er so viel entspannter sein kann.

Damit wir nicht im ganzen Haus die ausgefallenen Haare von Orlando finden, rasiere ich ihm den Kopf kahl. Zum Glück hat er die Haare immer sehr kurz getragen, und so verändert sich sein Aussehen nicht wesentlich. Dieses ganze Gift löst im Körper so viel Stress aus, dass auch das Gehirn überlastet ist. So hat Orlando immer wieder Kopfschmerzen, seine Nase tropft, plötzlich sieht er die Bilder am Fernseher verzerrt und er wird trotz Schwerhörigkeit lärmempfindlich. Lärmempfindlichkeit hat nämlich nichts damit zu tun, ob man gut oder schlecht hört. Das Ganze wird dann noch von der starken Müdigkeit gekrönt. Diese Müdigkeit macht Orlando sehr zu schaffen, da er mich doch unterstützen möchte, und das geht einfach nicht mehr. Egal, was ich ihm auch sage, es belastet ihn doch sehr.

Ich bin ständig bemüht, meinem Liebsten das Leben so angenehm wie möglich zu machen. Nebenbei habe ich stets ein Auge auf ihn. Durch die Chemo bekommt er eine starke Immunschwäche. Hat er einen Schüttelfrost, muss ich kontrollieren, ob er nicht etwa Fieber hat. Fieber bedeutet eine Entzündung im Körper und ich müsste sofort den Arzt informieren. So sind wir nur noch auf uns fixiert. Es gibt in unserem Leben keinen Platz mehr für andere Dinge.

Große Chemo ambulant

Heute steht wieder eine große Chemo an. Dieses Gemisch aus den verschiedensten Medikamenten, das nicht nur die wuchernden Zellen vernichtet, sondern auch den ganzen Körper und gesunden Organismus sehr belastet. Orlando ist aufgeregt. In den letzten Tagen ist es ihm sehr gut gegangen, aber was wird jetzt sein? Dieses Mal muss er nicht im Krankenhaus bleiben, sondern kann anschließend nach Hause kommen. Ein Arbeitskollege fährt ihn mit dem Auto zum Onkologen. Es ist einfach toll, in einem Umfeld zu leben, das stets bereit ist, uns zu unterstützen. Denn die Belastung ist groß genug, ohne dass man noch lange nach hilfsbereiten Menschen suchen muss.

Das Einfüllen der Chemo über den Port in den Körper von Orlando geht ohne Komplikationen vonstatten. Schon bei der Ankunft zu Hause bemerkt er, wie sich der Medikamentencocktail in seinem Körper breitmacht, und die ersten Nebenwirkungen beginnen, sich zu zeigen. Zum Glück kann er sich nun ausruhen.

Thrombose

Heute Morgen geht es Orlando nicht wirklich gut. Er klagt über Schmerzen in seinem rechten Fuß. Er hinkt noch mehr in der Gegend herum als sonst schon. Es ist ja auch sein Fuß mit dem versteiften Fußgelenk. Neben den Nebenwirkungen der Chemo kommen jetzt auch noch diese Schmerzen dazu. Wir vermuten, dass es sich um rheumatische Schmerzen handelt.

Also reibe ich ihm den Fuß liebevoll mit einer schmerzlindernden Rheumasalbe ein. Die Schmerzen sind auch noch am nächsten Tag da. Sie lassen einfach nicht nach. Am dritten Tag haben sie immer noch nicht nachgelassen, sondern sind noch stärker geworden, sodass ich Orlando rate, die Krücken, die wir im Haus haben, zu benutzen. Mittlerweile kann er kaum noch gehen, und mein Verdacht wird immer stärker, dass es sich um eine Thrombose handeln könnte. Ich dränge darauf, dass er es beim Arzt abklären soll, damit wir wenigstens Ruhe haben.

Der Onkologe vermutet dasselbe wie ich. Somit schickt er ihn ins Krankenhaus gleich neben der Praxis. Nach einiger Zeit kommt Orlando erleichtert zurück. Die Untersuchung mit Ultraschall vom großen Zeh bis zur Leiste hat ergeben, dass nichts Beunruhigendes vorliegt. Erleichtert fahren wir nach Hause und holen uns unterwegs noch einen Kebab.

Mit viel Salben und dem Ruhighalten wird es zum Glück jeden Tag wieder etwas besser, und die Krücken verschwinden im Keller.

CT und Lungenembolien

Die erneute Computertomografie rückt näher, und die Spannung steigt. Sie wird uns zeigen, ob der Tumor geschrumpft ist und Orlando operiert werden kann. Dieses Auf und Ab ist unheimlich. Gerade sind drei Monate seit der Diagnose vergangen, doch alles scheint schon sehr weit weg. Ich fühle mich wie manisch-depressiv. Da kommt die Hoffnung auf ein gutes Ende, und wir lassen uns auf der Welle bis beinahe in den Himmel tragen, um dann einem Tsunami gleich in die Tiefe zu donnern, alles zerstörend, was einst schön und lebendig in uns war. Danach suchen wir krampfhaft die übrig gebliebenen Teile zusammen, die uns noch ein wenig Halt geben können, um dann auf die nächste Welle zu warten und aufzuspringen.

Heute ist es so weit. Orlando fährt für die Computertomografie ins Krankenhaus. Ich bleibe zu Hause und versuche, mich abzulenken, bis er wieder da ist. Endlich ist er hier. Die Fahrt hat ihn angestrengt, und er ist müde. So begibt er sich gleich ins Schlafzimmer, um sich hinzulegen. Ich bin froh, dass er wieder daheim ist. Der Untersuchungsbescheid wird in ein paar Tagen vorliegen.

Plötzlich klingelt das Telefon. Ich hebe ab. Es ist die Praxis des Onkologen. Die nette Arzthelferin sagt zu mir: »Kommen Sie und Ihr Mann bitte sogleich zu uns in die Praxis.« Verwirrt lausche ich den Worten und lege danach den Hörer auf. Was ist jetzt los?

Schnell gehe ich die Treppe nach oben ins Schlafzimmer, um Orlando mitzuteilen, dass das mit dem Schlafen nichts wird.

Er schaut mich ganz verdutzt an und streift sich die Kleider wieder über. Auf dem Weg stellen wir Mutmaßungen an, was das wohl sei. Aber wir kommen zu keinem Ergebnis und lassen es bleiben.

In der Praxis angekommen, müssen wir nicht lange warten. Gespannt setzen wir uns gegenüber vom Arzt hin. Er spricht nicht lange um den heißen Brei herum, sondern lüftet das Geheimnis sogleich: »Sie fragen sich sicher, warum Sie herkommen mussten. Sie hatten doch eine Thrombose, und die Kollegen vom Krankenhaus haben mir mitgeteilt, dass Sie einige Lungenembolien hatten. Dass sie keine Schmerzen und nichts davon mitbekommen haben, ist unverständlich. Ja, und es ist ein Wunder, dass Sie noch leben! Wir müssen Ihnen Blutverdünner verabreichen. Darum wird der Termin für eine mögliche Operation auch nach hinten verschoben.«

Froh und geknickt sitzen wir beide da. Orlando bekommt sofort Blutverdünner, und nach kurzer Zeit sitzen wir im Auto auf der Heimfahrt.

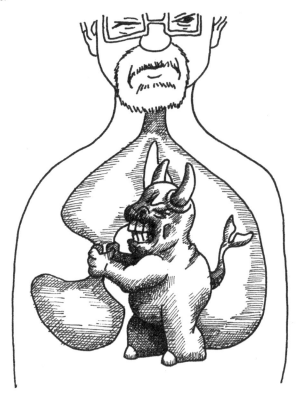

Rapperswil

Die Zeit in Rapperswil im Kapuzinerkloster war für mich stets sehr erholsam. Doch heute fahren wir mit einem ganz anderen Ziel dorthin. Das lange Warten hat ein Ende, und schon bald soll die Operation von Orlando sein. Wir sind sehr glücklich darüber, lassen jedoch die Realität nicht aus den Augen. Vor dem Eingriff möchte er noch die Beichte ablegen und die Krankensalbung erhalten. Früher hieß die Krankensalbung letzte Ölung und man erhielt sie nur einmal, kurz vor dem Tod. Heute kann man sie mehrmals erhalten. Dieser Tag wird mir zeigen, wie belastend oder wie befreiend Rituale vom jeweiligen Standpunkt aus sein können. Mit den Kapuzinern verbinden uns viele Erinnerungen. Ganz besonders Orlando. Hat er doch selbst einst die Kutte getragen und die Kandidatur sowie das Noviziat absolviert. Vor der zeitlichen Profess verließ er jedoch den Orden. Nicht etwa, dass es ihm nicht gefallen hätte. Nein, er fühlte sich einfach mit zwanzig Jahren noch zu jung. Auf einer Veranstaltung des Klosters hatte er einen jungen Mann kennengelernt, der die Ausbildung zum Erzieher machte. Heute ist es die Ausbildung zum Sozialpädagogen. Diese Entscheidung sollte eine seiner wichtigsten in seinem Leben sein. Die Arbeit mit geistig behinderten Menschen begleitete ihn bis zu seinem Tod und war seine große Leidenschaft, die er mit ganzem Herzen nicht nur verrichtete, sondern auch lebte. Die Brüder hätten ihn gerne bei sich behalten. Obwohl er gefragt wurde, ob er sich sicher sei, hielt er daran fest. Der Kontakt zum Orden wurde nicht einfach abgebrochen, sondern eine tiefe Freundschaft entwickelte sich im Laufe der Jahre zwischen ihm und einigen Brüdern. In seinem Hinterkopf blieb aber der Gedanke: »Wenn ich bis dreißig keine Frau gefunden habe, kehre ich zurück.« Ich selbst hegte den gleichen Gedanken: »Wenn ich bis dreißig keinen Mann gefunden habe, gehe ich ins Kloster.« Der Glaube war uns beiden also schon immer sehr wichtig gewesen. Seine Heirat mit mir wurde mit Argusaugen beobachtet. War ich die Richtige? Diese Frage las ich anfangs in ihren Augen. Mit der Zeit konnte ich sie aber überzeugen, und die Freundschaften wurden auch auf mich übertragen.

Der Tag ist schön, und wir können die Fahrt mit dem Zug genießen, die uns durch die halbe Schweiz führt. Wenn doch nur der Grund nicht so belastend wäre. Immer wieder steigt dieser bittere Gedanke in mir auf, obwohl wir uns mit Gesprächen über ganz andere Themen unterhalten und versuchen, uns so abzulenken. Das Kloster in Rapperswil, St. Gallen ist so schön gelegen. Damals aus der Stadt vor die Stadtmauer verbannt, auf eine Landzunge, die in den Zürichsee reicht, liegt es heute an einem traumhaften Ort, um den jeder es beneidet. Von hier aus kann man über den ganzen See blicken und die schönsten Sonnenuntergänge sehen.

Vom Bahnhof ist es nur ein kurzer Weg, und wir stehen vor dem Kloster. Eine steile Treppe führt zu der Kirche und daneben zur Haustür. Wir ziehen die Glocke, und schon bald erscheint ein Bruder. Wir teilen ihm unser Begehren mit. Er ruft über das Telefon den gewünschten Bruder an, der sogleich zu uns kommt. Gemeinsam begeben wir uns zu einem der Sitzungszimmer. Nach einem herzlichen Begrüßungsgespräch verlassen Orlando und unser Freund den Raum, um zur Beichte zu gehen. Ruhig warte ich, bis sie zurückkommen. Orlando setzt sich wieder neben mich, und der Priester öffnet den kleinen Öltiegel für die Salbung. Mit angehaltenem Atem schaue ich der Salbung zu. Eine Segnung, die man nur verlangt, wenn man mit dem Tod rechnen muss.

Nach dem Essen im Kreise der Gemeinschaft fahren wir wieder nach Hause. Orlando ist erleichtert. Er sagt zu mir: »Es kann jetzt bei der Operation passieren, was will. Ich bin vorbereitet!« »Ich bin vorbereitet!« In meinem Kopf hallt dieser Satz wie ein Echo nach.

Rituale sind für den Betroffenen unheimlich wichtig. Den inneren Frieden zu finden, um sich entspannt dem Tanz mit dem Tod hinzugeben. Für mich war es jedoch der schwerste Gang, den ich in meinem Leben gegangen bin.

Operation

Obwohl sich seit der Operation meiner Mutter in den neunzehn Jahren einiges verändert hat, sind wir sehr aufgeregt. Das lange Warten wegen der Lungenembolien hat ein Ende. Vor dem Eingriff muss jedoch noch eine Endoskopie gemacht werden. Mit einem sogenannten Endoskop gelangt der Chirurg durch einen kleinen Schnitt in der Bauchdecke in den Bauchraum und kann sich dort die Organe ansehen und beurteilen. Erst wenn die Besichtigung in Ordnung ist, wird der Startschuss für eine Operation gegeben. Am Abend wird uns der Onkologe die Nachricht überbringen.

Gemeinsam sitze ich mit den Kindern und dem Freund der Tochter um das Bett von Orlando. Unsere Nerven sind angespannt bis kurz vor dem Zerreißen. Wir beginnen herumzublödeln. Durch das Lachen können wir die Spannungen abbauen. Wenn uns jemand zuhören könnte, würde er sicher denken: »Wie können die in so einem Moment solchen Unsinn daherreden?«

Endlich öffnet sich die Tür, und der Arzt betritt mit einem strahlenden Gesicht und einem Grinsen, das bis hinter die Ohren reicht, das Zimmer. Die Worte sprudeln nur so aus ihm heraus: »Es ist alles in Ordnung, und wir können Sie operieren. Wir haben keine weiteren Ableger gefunden. Der gesamte Tumor und ein Teil der Leber wird entfernt werden. Es wird eine Laparoskopie gemacht, das heißt, man kann sie durch zwei kleine Einschnitte an den Seiten operieren, und wir müssen nicht den gesamten Bauch aufschneiden. Dadurch werden Sie sich viel schneller erholen.«

Die Anspannung fällt von uns allen ab, und wir fahren erleichtert nach Hause. Welch ein Glück! Wenn das Geschwür entfernt ist, wird alles wieder gut!

Die Hoffnung ist wieder aufgeflammt. Ich lasse mich von die- ser Woge des Glücks davontragen. Der dunkelste Moment kurz vor dem Sonnenaufgang ist vorbei, und am Horizont erscheint ein heller Lichtstreifen, der die Dunkelheit vertreibt.

Reha

Die Operation ist prima verlaufen. Doch auch hier gibt es noch eine Zugabe. Sie haben ihm nicht nur den Tumor entfernt, sondern, im gleichen Aufwisch so nebenbei, auch noch die Gallensteine. Durch die sogenannte Schlüssellochchirurgie, die heute möglich ist, erholt sich Orlando jeden Tag mehr. Mein erstes Buch *Auf einen Schlag war's anders* ist Mitte Oktober erschienen und liegt bereits in seinem Nachttisch. Ganz stolz erzählt er jedem davon. Er ist ein toller Werbeträger! Die Rehabilitation und die nächste Chemo werden so gelegt, dass er auf meiner Vernissage dabei sein kann und mich an meinem großen Tag begleitet. Wir telefonieren jeden Abend, egal, ob ich ihn besuche oder nicht. Seit meinem Hirnschlag hat sich unser Bedürfnis nach Nähe und dem Nichtgetrenntsein sehr verstärkt.

Nach der Entlassung aus dem Krankenhaus wird noch die Reha angehängt. Obwohl es eine Höhenklinik ist und sie über eine wundervolle Aussicht verfügt, fühlt sich Orlando nicht wohl. Auch die gute Pflege kann sein Heimweh nicht verbessern. Jeden Abend sprechen wir miteinander. Zum Glück gibt es heutzutage das Telefon, denn sonst wäre es wohl für uns, aber ganz besonders für ihn, nicht auszuhalten gewesen. Die vielen Lungenkranken, die stets in Begleitung ihrer Sauerstoffflaschen sind und das ständige Gejammere schlagen ihm aufs Gemüt.

Nur einmal kann ich ihn besuchen, da ich ständig jemanden brauche, der mich weite Strecken mit dem Auto fährt. Das Organisieren und Fragen macht es für mich kompliziert, obwohl ich viele liebe Menschen um mich habe, die mich und meine Familie unterstützen.

Endlich ist auch diese Zeit überstanden, und wir halten uns überglücklich in den Armen.

Vernissage

Endlich ist der Tag gekommen. Alles ist bis ins kleinste Detail organisiert. Jetzt kann nichts mehr schiefgehen. Schnell gehe ich noch ins Internet, um nachzusehen, ob die Zeitung einen Hinweis auf meine Vernissage gebracht hat, aber da ist nichts. Ich ärgere mich, mir wird schwindlig. In meinem Kopf beginne ich, auf mich einzureden: »Vergiss es! Auf die ist doch keinen Verlass! Darauf bist du doch nicht angewiesen! Du versaust dir noch alles, wenn du nicht aufhörst! Freue dich auf heute Abend, denn es ist dein großer Tag!« Noch viele andere Sätze reihen sich ein, bis der Besuch kommt, der mich ein wenig ablenkt. Wir erzählen und erzählen, bis ich merke, dass ich müder und müder werde. Also ab ins Bett und entspannen. Im Bett beginne ich zu meditieren. Langsam werde ich ruhiger, und ich fühle, wie sich die gewünschte Kraft in meinem Körper breitmacht.

Doch schon ist die halbe Stunde um, und es geht los. Ich hole mein blaues Kleid aus dem Schrank und beginne, mich im Bad schön zu machen. Kaum habe ich den zweiten Lidstrich gezogen und ein Hauch Parfum über mir zerstäubt, kommen meine Helfer. Es ist nicht ganz so einfach, zu organisieren und nicht selbst anzupacken. Alles wird eingeladen. Haben wir wirklich alles? Ich schiebe diesen Gedanken auf die Seite. Das Wichtige ist eingepackt, und in der Stadt sind wir ja nicht ab von der Welt. Die drei Autos mit ihren leicht nervösen Insassen fahren über die kurvenreiche Straße Richtung Bern.

Wir sind da. Alle packen an, und schon bald sind die Wagen ausgeladen und die Utensilien nach unten in den Saal getragen. Noch steht nichts. Klar gebe ich Anweisungen, wo ich was haben will. Selbst versuche ich, auch mitzumischen, aber nur bei leichten Dingen. Für den Abend habe ich mir viel vorgenommen. Werde ich es schaffen? Lesen, singen und die ganzen Bücher signieren? War ich am Nachmittag noch nervös, bin ich jetzt die Ruhe selbst. Ich staune über mich! Die Helfer sind einfach toll. Es ist ein Gewusel und ein Hin und Her. Wie kleine Heinzelmännchen flitzen alle emsig durch den Saal. Am Anfang war nichts, dann wirkt es chaotisch, und, oh Wunder, am Schluss ist alles so, wie ich es mir vorgestellt habe.

Langsam treffen die Gäste ein. Kommen sie erst tröpfchenweise, werden es immer mehr. Einige, die zugesagt haben, kommen nicht, aber alle, die mir wichtig sind, sind da. Der Uhrzeiger rückt immer mehr Richtung neunzehn Uhr, und ich setze mich an den Tisch. Noch einmal lasse ich den Blick schweifen. Die Orgel ist in Ordnung, die Blätter liegen vor mir und ein Glas Wasser steht auch bereit. Es kann losgehen.

Der Professor beginnt mit der Laudation. Er erzählt über den Hirnschlag und seine Folgen. Dann beginnt er, die Geschichte von Georg Friedrich Händel zu erzählen, der auch einen Hirnschlag hatte. Was will er damit sagen? Hier ist mitdenken angesagt. Wer meine Geschichte nicht kennt, wird es nicht gleich erkennen. Es ist ein riesiges Kompliment an mich und zeugt von Bewunderung. Händel galt als Kraftnatur mit einer unermüdlichen Schaffenskraft. Er war eine Kämpfernatur und hatte nach seinem Hirnschlag nicht aufgegeben, hatte er doch mehr getan, als er hätte tun sollen. Die Ärzte dachten, dass der Musikus verloren sei. Bei mir konnten die Ärzte auch nicht sagen, wie es mit mir sein wird. Schon immer galt ich als Stehaufmännchen. Mein Wille ließ mich an Grenzen gehen, und die Musik trägt mich wie Händel über die Einschränkung hinweg. Danke, mich mit so einem großen Mann zu vergleichen!

Jetzt kommt mein Part. Lesen ist für mich kein Problem, zu oft habe ich in meiner Jugend vor vielen Leuten in der Kirche vorgelesen. Zu der Drehorgel zu singen, macht mir auch nichts aus. Damit ich mich selbst gut höre, nehme ich den Gehörschutz aus meinen Ohren. Das größte Problem ist das Mikrofon. Meine ganze Konzentration ist gefordert. Richtig lesen und meinen Mund möglichst nahe am Mikrofon halten, aber auch nicht zu nahe, sonst pfeift es. Das Lesen fällt mir leicht, und fehlerfrei gehen die Worte über meine

Lippen. Jetzt kommt das Singen. Obwohl es mir leichtfällt, muss ich trotzdem so einiges beachten. Gerne würde ich mich dabei bewegen, die Zuhörer zum Schunkeln anregen und den Rhythmus mitklatschen. Die Freude mit meiner Stimme und meinem Körper ausdrücken, aber das ist mir nicht gestattet. All meine Kraft brauche ich für den Gesang, und ich kann nur hoffen, die Menschen mit meiner Stimme zu berühren. So stehe ich möglichst still da, was für die Gäste vielleicht ungewöhnlich aussieht.

Beim ersten Lied mit der Drehorgel verpasse ich den Einsatz. Schwamm drüber und nicht aufregen. Nur ein kleines Nachlassen der Konzentration, und es ist passiert. Der Applaus zeigt mir, dass ich es geschafft habe und dass es den Zuhörern gefallen hat. Eigentlich wollte ich zwischen den Liedern und dem Weiterlesen eine kurze Pause einlegen, aber nichts ist.

Der Professor tuschelt mir leise zu: »Lesen Sie weiter, es wird sonst zu lange!«

Na, der kann gut reden. Ich fange an, intensiv in mich hineinzuhorchen. Nein, noch einen Moment. Noch einen Schluck Wasser. Die Energie muss bis zum Schluss reichen. Warten, hören, fühlen, einschätzen und dann über den Daumen peilen. Keiner hier im Saal merkt, was in mir abgeht. Solche Gedanken muss sich hier wohl keiner machen. Doch ich konzentriere mich nicht nur auf mich. Die Gäste nehme ich ganz bewusst wahr. Einige Male wird es im Saal so still, dass man die legendäre Stecknadel hätte fallen hören können. Die Stille ist zum Greifen. Das Publikum sitzt wie gebannt da und lauscht, während ich ihre Seelen mit meinen Worten ganz sanft berühre. Die Lesung schreitet immer weiter vor. Gespannt achte ich auf jedes Geräusch. Werden die Leute unruhig, weil sie genug haben und das Ende herbeisehnen? Es bleibt ruhig. Kein Scharren mit den Füßen, Räuspern oder Hüsteln, nein, es bleibt still.

Jetzt kommt das große »Verdanken«. Endlich kann ich dem Professor, meinem Lebensretter, den Dank aussprechen, den er verdient hat. Mit dem Lied »Sag Dankeschön mit roten Rosen ...« möchte ich allen meinen Dank sagen. Haben mir doch so viele geholfen, meinen Traum zu verwirklichen. Ein ganz besonderer Dank gebührt meiner Verlegerin, sie soll die roten Rosen haben. Sie hat an mich geglaubt, mich unterstützt und mir geholfen, meinen Traum zu erfüllen. Die Lesung geht zu Ende, aber nicht für mich. Während sich meine Gäste über das Buffet hermachen, signiere ich Buch um Buch. Ein neues, eigenartiges, aber gutes Gefühl. Nach und nach verabschieden sich alle, und nur noch meine Helfertruppe bleibt zurück. Die Jungen packen kräftig an, und bald ist das, was übrig geblieben ist, in den Autos verpackt. Müde, aber glücklich sitze ich im Auto. Jetzt kommt nur noch das Ausladen. Alle packen an, und bald steht die ganze Bagage im Hauseingang. Ans Aufräumen denken wir erst morgen. Noch ein Glas Wein und dann ins Bett. Der Wein tut sein Übriges, und ich denke: »Heute Nacht werde ich gut schlafen.«

Sturz aus lichter Höhe

Meine Buchvernissage war so schön gewesen. Ein Abend, an dem ich einfach nur glücklich sein konnte. Bis zuletzt hatte ich gehofft, dass jemand von der Presse von meinem Buch Notiz nimmt, aber keiner kam. Zum Glück weiß ich, dass in unserer kleinen Talzeitung ein Artikel erscheinen wird. Dieses Wissen hält die Enttäuschung in Grenzen. Was soll's? Ich werde das Buch zu den Menschen bringen, egal wie. Ich schaffe das. Mit Menschen im Rücken, die an mich glauben, ist das kein Problem. Ihr werdet alle sehen!

Es gibt nichts mehr zu organisieren. Die Abrechnung ist gemacht, und die Waschmaschine läuft in stoischer Gleichmäßigkeit im Keller. So setze ich mich an meinen Computer und surfe auf diversen Seiten, auch auf der Seite einer großen Zeitung. Wie hatte meine Verlegerin sie bearbeitet, um auf meine Vernissage hinzuweisen. Oh Wunder, sie bekommt insofern eine Zusage, dass doch ein kleiner Hinweis geschrieben wird, wenn niemand kommen kann und einen Artikel schreibt. Eine halbe Woche habe ich jeden Tag nachgesehen, aber nichts gefunden. Ich fühle mich wie an Ostern, doch diese Eier sind so klein, dass man sie nicht sieht – oder es gibt sie einfach nicht.

Ich starre auf die Seite und sehe, wie eine Vernissage angesagt wird. Ein großer Artikel, mit Bild und im Kasten, der Hinweis auf die Vernissage. Ein Buch mit Anekdoten und Geschichten von verschiedenen Menschen aus dem Alltag.

Mein Buch soll die Leser nicht nur unterhalten, sondern ihnen auch helfen. Warum ist es ihnen nicht einmal eine Randnotiz wert?

Was jetzt geschieht, kann jeder neue Autor, der keinen berühmten Namen trägt, aus eigener Erfahrung bestätigen. Obwohl die

Erkrankung von Orlando unendlich viel schlimmer ist und dies im Vergleich nur eine Bagatelle, ist es genau diese Kleinigkeit, der Tropfen, der das Fass zum Überlaufen bringt.

Meine Nerven liegen dank der Vorfälle der letzten Monate blank. Nein, sie sind gerissen. Ich stürze und stürze aus lichten Höhen, und das ohne Fallschirm. Muss das sein? Alles bricht über mir zusammen. Tränen bahnen sich einen Weg in meine Augen. Krampfhaft versuche ich, sie zurückzuhalten, aber es geht nicht. Sie tropfen auf meine Hände und die Tastatur. Heiß zwängen sie sich aus meinen Augen. Seit nun elf Jahren kämpfe ich gegen das Gefühl, nicht mehr zu dieser Welt zu gehören. Ein Niemand zu sein – oder höchstens eine blöde Hausfrau. Auf meiner Buchtaufe war ich so glücklich und habe gedacht, dass ich es geschafft habe. Endlich wieder dabei sein. Etwas Sinnvolles tun. Aus der Einsamkeit ans Licht zu treten, hat mich viel Arbeit und viel Kraft gekostet. Jetzt bricht alles über mir zusammen, und ich stehe wieder am Anfang. Mein Selbstwertgefühl ist auf den Boden geklatscht.

Neues Leben

In den letzten Wochen hat sich unser Leben wieder ein wenig eingependelt. Dieser Satz ist gut. Wenigstens die Angst hat stark nachgelassen, und wir sehen die Dinge wieder positiver. Mit dem Essen funktioniert es jedoch noch überhaupt nicht. Orlando sollte mehrfach am Tag essen, da sein Magen jetzt viel kleiner ist. Das ist ja schön und gut, aber wenn ich Hunger habe, hat er sich sicher gerade hingelegt. Ich warte und warte, bis mir der Magen beinahe unten heraushängt, weil Orlando länger schläft als vorgesehen. Also esse ich etwas Kleines.

Kaum habe ich meinen Magen beruhigt, steht er plötzlich da und sagt: »Ich habe Hunger!«

Da ihm zwei Drittel der Speiseröhre und ein Drittel des Magens entfernt wurden, verspürt er schon nach kleinen Mengen einen Druck. Das ist eigentlich logisch, da sich der Magen viel weiter oben befindet und die Rippen ihn daran hindern, sich auszudehnen.

So pendelt er zwischen Schlafen und Essen hin und her. Ich versuche, ihm zu folgen und meinen Lebensrhythmus an ihn anzugleichen, aber irgendwie hinke ich hinterher oder renne vorneweg. In allem, was ich tue, liegt mein Fokus nur noch auf ihm. Meine Kräfte lassen es nicht zu, dass ich noch nach links oder rechts schaue. Obwohl ich merke, wie ich immer öfters an meine Grenzen stoße, tönt es laut in mir: »Kopf runter und durch! Du schaffst das! Was dich nicht umbringt, macht dich stark!«

Ich kann und darf einfach nicht schlappmachen.

Zweite Runde der Chemo

Heute steht die zweite Runde der Chemo an. Mein Mann wird von unserem Freund abgeholt, sie fahren zum Onkologen. Etwa eineinhalb Stunden liegt er bei ihm und bekommt die erste große Chemo von dreien. Auf dem Weg hat er bemerkt, dass er vergessen hat, ein betäubendes Pflaster auf den Port zu kleben. Wenn das Anstechen nicht richtig gemacht wird, kann es sehr schmerzhaft sein. Die Angst ist vergebens, der Arzt ist Profi und zack, die Nadel sitzt.

Wie schnell vergisst man doch, welche Nebenwirkungen die Chemo hatte. Und plötzlich sind sie wieder da. Die Erinnerung erwacht. Zuerst kommt die Kiefersperre bei jedem ersten Biss. Mein Mann wartet und massiert sich leicht den Kiefer, bis er sich löst. Ich sehe es in seinen Augen, wie sie leuchten, wenn ich das Essen auf den Tisch stelle. Gleich verdunkelt sich sein Blick, und Anspannung macht sich in ihm breit. Die Gabel findet voller Hoffnung den Weg in seinen Mund, aber sogleich verzerrt sich sein Gesicht, und die Hände greifen an den Kiefer.

Die Übelkeit ist das zweite Problem und beeinträchtigt ihn am meisten. Essen ist eine große Leidenschaft von ihm. Da merkt man sein italienisches Blut noch immer. Pasta und ein gutes Glas Wein sind für ihn ein Lebensgefühl. Nachdem ihm ein kleiner Teil der Leber entfernt wurde, geht Alkohol gar nicht mehr. Die Verkleinerung des Magens lässt ihn zwar alles essen, aber in viel kleineren Mengen. Doch diese Übelkeit verdirbt ihm den ganzen Spaß am Genuss.

Die Müdigkeit hat eigentlich einen großen Vorteil, weil er in der Nacht schläft, tief und fest – wie schön, ihn so zu sehen.

Als Nächstes wird der Griff in den Kühlschrank wieder zum Problem. Er ist wieder sehr kälteempfindlich, und jedes Anfassen von kalten Gegenständen löst Schmerzen aus.

Unwahrscheinlich sind die inneren Gase, die Salven gleich entfliehen. Zum Glück sind sie nur eine Geräuschkulisse und nicht aromatisiert.

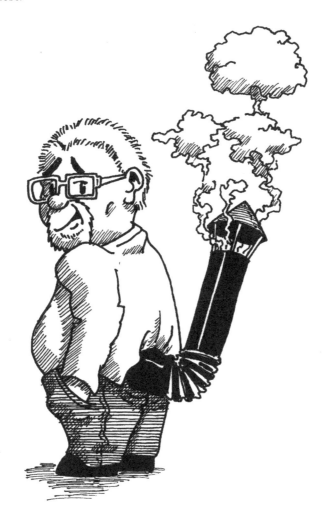

Chemo-Wechsel

Es ist kurz vor Weihnachten, und die kleine Chemo-Pumpe ist beinahe leer, sodass sie mein Mann wie jeden Dienstag auswechseln muss. Heute fahre ich mit, um allen eine besinnliche Weihnacht und ein gesegnetes neues Jahr zu wünschen. Wie immer herrscht ein emsiges Treiben in der Praxis. Ich bewundere sie, wie sie sich unermüdlich für die Patienten einsetzen und stets noch in der größten Hektik ein nettes Wort haben.

Nach einer kurzen Wartezeit werden wir in das Untersuchungszimmer gebeten und setzen uns an den kleinen Tisch. Der Onkologe schlägt die Akten auf und fragt meinen Mann: »Na wie geht's?« Das Erstaunen ist groß, da mein Mann antwortet: »Es geht mir gut, ich vertrage die Chemo jetzt viel besser als vor der Operation.« Die großen Augen des Arztes werden noch ein wenig größer, als sie sonst schon sind, und wir sehen seinem Gesichtsausdruck an, dass er sich für meinen Mann freut, aber das Ganze doch nicht so versteht. Seine Gedanken höre ich laut und deutlich: »Wie kann das sein? Es ist doch die gleiche Chemo wie schon beim letzten Mal.«

Da der andere Praxisraum schon belegt ist, bekomme ich die gesamte Blutentnahme mit. Die Arzthelferin, heute MTA, Medizinisch-technische Assistentin, kommt ins Zimmer. In allen Berufsgattungen hat man die Berufsbezeichnung geändert. Oft weiß man kaum noch, welcher Beruf es nun wirklich ist. Die Bezeichnung »Arzthelferin« gefällt mir einfach besser. Jemand, der den Arzt bei seinem Tun unterstützt und ihm helfend zur Seite steht. MTA, welch technischer Ausdruck, dabei fühle ich mich gleich, wie wenn ich in die Autowerkstatt komme und man mal an meiner Karosserie herumschraubt, um dann einen Teil auszuwechseln. Wie schade um den warmen, helfenden, beschützenden Ausdruck »Arzthelferin«. Also, sie kommt mit einem Tablett und dem ganzen Krimskrams für die Blutentnahme und stellt es auf den Tisch. Sie greift nach der rechten Hand und beginnt, die Hand zu reiben. Sie ist wie immer kalt und in diesem Zustand zeigt das Blut kein Interesse, den Finger zu verlassen. Vorher im Wartezimmer hatten wir gerade herausgefunden, dass die Heizkissen zum Wärmen der Hände sind. Mein Mann hat zum Versuch eines über seine linke Hand gelegt. Das war jedoch nicht lange genug, da auch diese Hand nicht wärmer ist als die rechte. Nach längerem Reiben wagt sie es. Ein kleiner Pieks, und schon wird ihm mit einem kleinen Röhrchen das Blut abgesaugt. So schnell, wie sie gekommen ist, verschwindet sie auch wieder, ohne etwas zu hinterlassen, das darauf hingewiesen hätte, dass sie da gewesen ist.

Es dauert nicht lange, und der Arzt betritt wieder das Zimmer, setzt sich auf den Stuhl und betrachtet die bereits ausgedruckten Blutwerte. Ein sicherer Blick und er sagt: »Die Werte haben sich verschlechtert!« Mein Mann erwidert wie aus der Pistole geschossen: »Das ist aber nicht gut!« Der Mund des Onkologen verzieht sich zu einem Schmunzeln unter seinem Schnauzbart, und die Antwort erstaunt uns sehr: »Doch, doch, das ist sehr gut. Hätten sich die Blutwerte nicht verschlechtert, hätten wir Ihnen zu wenig Medikamente gegeben.«

Mit der kurzen Bemerkung »Ach, ich habe noch was vergessen« öffnet mein Mann sein Hemd. Die Klebeabdeckung, die den Port schützt, ist seit der letzten Woche merklich nach unten gerutscht. Er fragt: »Muss man das erneuern?« Der Arzt sieht es sich an und der Kopf neigt sich leicht zur rechten und dann zur linken Seite. Man hört seine Gedanken beinahe laut. Soll ich? Soll ich nicht? Ein lautes »Ja« beendet das Ganze. Mit bestimmter Stimme sagt er: »Dann müssen wir den Port neu anstechen. Ist das in Ordnung?« Er wartet kaum das Ja meines Mannes ab und redet weiter: »Ziehen Sie das Hemd aus und legen Sie sich hin.« Gehorsam legt er sich auf die Liege. Der Arzt eilt nach draußen und ist schon wieder da.

Kaum ein Augenzwinkern später erscheint die Arzthelferin mit einem kleinen, quadratischen Tablarwagen. Darauf liegen viele Verpackungen. Beim Hereinkommen befestigt sie den Mundschutz noch schnell am linken Ohr. Ich fühle mich wie in einem Operationssaal. Mein Interesse ist geweckt, und ich beobachte alles ganz genau. Sie zieht sich die Handschuhe auf dem Wagen an. Auch der Arzt befestigt einen Mundschutz vor seinem Gesicht. Nach und nach werden die Verpackungen aufgerissen, und immer erscheint wieder etwas Neues. Sie fasst mit ihren Händen nur die Packung an, und ergreift den Inhalt. Zuerst sind es sterile Handschuhe, die er sich überzieht. Danach kommt ein grünes Abdecktuch aus Papier mit einem Loch in der Mitte. Dieses legt er über meinen Mann, sodass sein Gesicht bedeckt wird und das Loch den Port frei lässt. Den Abfall lässt die Arzthelferin auf das untere Tablar fallen. Er sollte etwas nehmen, aber weist sie an, es zu tun, da er bereits sterile Handschuhe trägt. Jetzt kommt eine Spritze, er will sie aufziehen, trifft aber das kleine Fläschchen mit dem Serum nicht richtig. Sogleich wechselt er die Nadel aus und versucht es noch einmal. Durch das kleine Verbindungsstück spritzt er es meinem Mann. Die Chemo wird abmontiert. Das Abreißen der Folie, die den Port und die Verbindungsnadel schützen und stillhalten soll, wird vorgenommen. Seit dem letzten Mal sind die Haare auf der Brust meines Mannes wieder ein wenig nachgewachsen und werden mit einem Ruck ausgerissen. Natürlich nicht gerade angenehm, aber wie oft habe ich meine Beine mit Wachs enthaart? Und das nur, um für die Männerwelt attraktiv zu sein. Der Arzt nimmt die Verbindungsnadel mit dem dünnen Schlauch, mit dem die Chemo in meinen Mann gepumpt wird. Er sagt: »Jetzt werde ich stechen.« Ein Tack, ein kurzes Zucken meines Mannes, und die Nadel sitzt. Die neue Chemo wird angeschlossen, das grüne Papiertuch entfernt – und das war's. Der Arzt zieht die Handschuhe aus und entfernt den Mundschutz vor seinem Gesicht. Ebenso die Arzthelferin, die mit dem ganzen Abfall und dem Wagen schon wieder verschwunden ist.

Obwohl diese ganze Prozedur nur wenige Minuten angedauert hat, hat sie mich sehr beeindruckt. Das Einhalten eines hohen Hygienestandards in einer Arztpraxis habe ich bewundernd in mich aufgesogen und alles wie hypnotisiert beobachtet.

Letzte Woche im Jahr

Die ersten drei Wochen hat mein Mann die Chemo zum Erstaunen von uns allen sehr gut vertragen und wir konnten eine entspannte und wundervolle Weihnacht feiern. Obwohl es ihm relativ gut geht, nervt es ihn umso mehr, je länger er die kleine Tasche mit der Chemo um seinen Bauch tragen muss. Zu wenig Kraft zu haben, um das tun zu können, was er möchte, zerrt unwahrscheinlich an seinen Nerven und er wird immer ungeduldiger. Für ihn ist klar, dass er die Prozedur durchziehen will, aber da stehen sich seine Gefühle und sein Wille frontal gegenüber. Wie im Trickfilm sehe ich, wie sich der Engel und der Teufel streiten. Jeder bringt seine Argumente vor, und so lösen sie in meinem Mann ein riesiges Durcheinander aus. Er berichtet dem Onkologen davon, und dieser macht ihm den Vorschlag, dass man nach Weihnachten eine Woche Pause einlegen könnte, da vor Neujahr sowieso keiner da sei und er die große Chemo im Spital machen müsse. Dieser Entscheid ist nicht einfach, und so wird unter dem Weihnachtsbaum hin und her überlegt. Das Dafür und das Dagegen wird abgewogen, hochgerechnet und innerliche Listen werden erstellt und jedes Mal kommen wir zu einem anderen Resultat. Endlich hat Orlando sich entschieden. Er will weitermachen, da jede Woche Unterbruch die Therapie verlängert. Und das möchte er auf keinen Fall. Mein Mann teilt dem Onkologen seinen Entscheid mit.

Kaum sind wir zu Hause, klingelt das Telefon und der Arzt meldet sich: »Wenn wir alles gut organisieren, muss Ihr Mann nicht in das Spital, sondern kann zu uns in die Praxis kommen.« Von so einem Arzt und Ärzteteam kann man nur träumen. Mein Mann ist überglücklich, dass er zu keinem anderen Arzt in dieser Zeit muss.

Am Stephanstag sind wir bei meinem Bruder und seiner Freundin zu Kaffee und Weihnachtsgebäck eingeladen. Die ganze Familie freut sich. Meinem Mann geht es gut und die vielen Treppen sollten zu bewältigen sein. Aber was ist das? Am Morgen geht es ihm plötzlich schlecht. Ihm ist schwindlig und er fühlt sich unwohl. Der Blutdruck ist in die Höhe geschnellt und fällt erst wieder, als er sich hinlegt. Ganz unerwartet ist diese Attacke gekommen. Aus Erfahrung sage ich zu ihm: »Das Wetter wird sich stark ändern und sie haben Schnee gemeldet, dann ist es mir auch von einem Moment auf den anderen plötzlich schlecht gegangen.« Wir entschließen uns schweren Herzens, dass er zu Hause bleibt. Ich nehme mein Handy mit und lege es beim Kaffee auf den Tisch, um jederzeit für Orlando erreichbar zu sein. Während des gesamten Besuchs fühle ich mich angespannt, in den Startlöchern, um loszurennen, sollte es meinem Mann nicht gut gehen.

Seit Ende Mai bin ich kaum noch aus dem Haus gekommen. Immer war ich bei ihm. Es fällt mir schwer, ihn allein daheim zu lassen. Ich könnte es mir nicht verzeihen, wenn ihm etwas geschehen würde, während ich nicht da bin. Mir wird immer klarer, wie wichtig ein Betreuungsdienst für Angehörige eines kranken Menschen ist, damit sie einfach mal aus dem Haus kommen, ohne sich Sorgen machen zu müssen. Trotz aller Ängste und der Dünnhäutigkeit verbringen wir eine harmonische Zeit zusammen. Wir kapseln uns aber zusehends immer mehr von der Außenwelt ab. Durch mein Buch bin ich zum Glück noch nach außen verbunden. Ich bin jedoch froh, dass die Zeit, die mein Mann krank daheim sein wird, begrenzt ist. Bewusst werde ich danach mein Leben neu angehen. Elf Jahre der Einsamkeit waren genug.

Ende der Chemo

Endlich ist es so weit. Die Chemo neigt sich dem Ende entgegen. Noch zwei Wochen, und dann kann erneut eine Computertomografie angefertigt werden. Wenn keine Metastasen zu sehen sind, wird es keine Chemo mehr geben. In diesem Jahr haben wir gelernt, was Leben heißt. Auch die Dankbarkeit hat sich vertieft, nur die Geduld ist noch nicht ganz so unser Ding.

EXIT

Heute gehen wir wieder einmal zusammen einkaufen. Oft gehen mein Sohn und mein Mann allein, weil ich ihnen zu langsam bin. Bleibe ich doch ständig hier und dort stehen und schaue mir dies und das an. Sie können nicht verstehen, dass ich dabei meine Inspirationen hole. Wenn ich an den Gestellen entlanggehe, kommt mir plötzlich in den Sinn, was ich schon lange nicht mehr gekocht habe oder was mir gerade im Vorratskeller fehlt. Was sie jedoch noch viel mehr stört, ist, dass ich immer wieder jemandem begegne und anfange zu quatschen. Mit Menschen zu sprechen, die ich schon lange nicht mehr gesehen habe, erhellt meinen sonst so einsamen Alltag. Heute treffen wir einen Bekannten, er ist Arzt und interessiert sich natürlich sehr für den Gesundheitszustand von Orlando. Orlando erzählt ihm genau, wie es um ihn steht: »Ich habe die Operation gut überstanden. Man konnte den Tumor entfernen. Sie haben mir auch einen Teil der Leber weggeschnitten, aber den Ableger nicht mehr gefunden. Jetzt habe ich noch die Chemo danach, damit Krebszellen, die nicht erwischt wurden, noch getötet werden. Schon bald ist die Nachkontrolle, und wir hoffen, dass ich dann krebsfrei bin.«

Die Antwort des Bekannten erstaunt uns sehr: »Bei dieser Diagnose wäre ich zu Exit gegangen!« Für uns heißt »EXIT«, in geschütztem Rahmen aus dem Leben zu scheiden. Obwohl unser Schwager uns wegen einer schweren Erbkrankheit mit »EXIT« verlassen hat, wären wir nie auf diese Idee gekommen.

Dass es bei dieser Vereinigung aber um viel mehr als Sterben geht, wissen wir nicht.

Diagnose »krebsfrei«

Wir sind beide nervös. Drei Monate sind seit der Operation vergangen, und vor ein paar Tagen wurde erneut eine Computertomografie angefertigt. Was wird sie uns zeigen? Meint es das Schicksal gut mit uns? Hat es Orlando geschafft? Wir wünschen es uns so sehr. Die Kinder haben beide eine Ausbildung und können nun für sich selbst sorgen. Schon in naher Zukunft werden wir pensioniert sein und können das Alter gemeinsam genießen. Ein wundervoller Traum, aus dem ich nicht aufwachen will.

Der Arzt empfängt uns freudestrahlend. Seine Augen leuchten, als er uns mitteilt: »Sie haben es geschafft! Sie sind krebsfrei! Alle drei Monate wird es jetzt noch eine Untersuchung geben. So werden wir kontrollieren, dass es auch so bleibt. Sonst können wir sofort eingreifen!«

> Das Wunderbarste an den Wundern ist,
> dass sie manchmal wirklich geschehen.
> (Gilbert Keith Chesterton)

Überglücklich verlassen wir die Praxis. Das Leben ist wundervoll! Auf dem Heimweg kaufen wir noch das obligate Kebab, das wir zu Hause mit viel Genuss essen.

Erschöpfung

Orlando informiert sofort die ganze Familie. Alle sind überglücklich. Seinen jüngsten Bruder fragt er, ob er für zwei Wochen zu ihm und seiner Frau ins Bündnerland kommen kann, um sich zu erholen. Dieser stimmt freudig zu.

Neun Monate haben wir vierundzwanzig Stunden unter einem Dach verbracht. Unsere Nerven wurden in dieser Zeit bis aufs Äußerste angespannt. In diesem Moment ist es für uns beide wundervoll, ein wenig Distanz geschenkt zu bekommen. Jeder braucht in einer Beziehung seinen Freiraum. Wen verwundert es also, wenn in meinem Innern ertönt: »Juhu, ich werde zwei Wochen allein sein.« So viel ist liegen geblieben, und in meinem Kopf beginnt es zu rattern. Das könnte ich machen – und das auch noch. Ich weiß, dass es nicht viel sein wird, was ich pro Tag erledigen kann, und doch ist es wundervoll, dass ich meine Zeit selbst einteilen kann. Sie wird nicht durch Unvorhergesehenes unterbrochen.

Wie falsch ich liege, merke ich gleich nach der Abfahrt von Orlando. Alles, was mich in Bewegung gehalten hat, fällt von mir ab. Ich bin einfach nur noch müde und falle in einen Erschöpfungszustand. So schlafe und döse ich Stunde um Stunde, ohne auch nur das Kleinste zu tun. Das Resultat nach den zwei Wochen ist, dass keine der Arbeiten erledigt ist, die ich doch unbedingt tun wollte.

Arbeiten

Voll Freude beginnt Orlando am 1. April – und das ist kein Witz – wieder zu fünfzig Prozent zu arbeiten. Die Arbeit ist sein Leben. Er blüht auf, und wir genießen jede Sekunde, die wir gemeinsam haben. Ohne Chemo geht es ihm auch bald besser, sodass er wieder anfängt, mich zu unterstützen. Auch ich fühle, dass sich mein Körper von Tag zu Tag ein kleines bisschen besser fühlt. Wir schweben auf einer Welle des Glücks. Das Leben wird sich ganz gewiss über kurz oder lang normalisieren. Jeden Tag sagt mir Orlando, wie gut es ihm tut, wieder arbeiten zu können. Er braucht es, das spürt man schon von Weitem. Das Zusammensein mit seinen Arbeitskollegen und den Bewohnenden macht ihn glücklich.

Erneut Krebs

Die drei Monate bis zur nächsten Untersuchung vergehen wie im Flug. Ich fahre wie jedes Jahr für eine Woche ins Kloster nach Rapperswil. Hier sollte mein neues Buch um einige Kapitel erweitert werden. Ein Buch, das von einem großen Wunder erzählt. Es soll Betroffenen Hoffnung geben, dass es möglich ist, den Krebs zu besiegen.

Nach der Woche werde ich von meinem Sohn abgeholt, und wir fahren zu unserem alljährlichen Familienfest. Es ist schön. Wir lachen viel und genießen die Zeit zusammen mit der Familie. Ich nehme Orlando einen Moment zu Seite und frage ihn, wie die Untersuchung denn gewesen sei. Er will es mir zuerst nicht sagen. Ich bohre jedoch immer weiter und sage zu ihm: »Wenn du mir jetzt schon so viel gesagt hast, sage mir doch bitte alles!« Er druckst herum, bis er mir antwortet: »Man sieht auf den Bildern Schatten, das muss aber noch nichts heißen. Ich muss noch eine PET machen, damit man genau sieht, was los ist.« Diese Nachricht ist wie ein Schlag in die Magengrube. Das darf und kann doch nicht sein! Ich versuche, meinen Verstand zu beruhigen und zu überreden, dass ich ruhig bleiben soll. Erst die PET wird es zeigen! Bedrückt fahren wir nach Hause.

Nach einigen Tagen ist die PET gemacht, und wir sitzen wieder beim Onkologen in der Praxis. Sein Blick sagt uns alles. Seine Nachricht ist niederschmetternd. Orlando hat erneut Ableger auf der Leber und nicht nur einen, nein, sechs Stück. Mein Magen krampft sich zusammen, und mir wird schlecht. Geknickt machen wir uns auf den Heimweg. Das gekaufte Kebab können wir daheim nicht essen. Wir bringen einfach keinen Bissen herunter.

Warten

Die Hölle lässt grüßen. Kurz darauf gibt es wieder eine Chemo-therapie. Dieses Mal muss er immer in die Praxis fahren, um sich den Giftcocktail über den Port einflößen zu lassen. Das Arbeiten mit der Chemo im Körper ist wie beim ersten Mal für Orlando nur schwer möglich, obwohl er es unbedingt will. Diese Art von Chemo soll sechs Monate dauern, bis vor Weihnachten. Nach drei weiteren Wochen kann man eine PET machen, weil sich die Krebszellen dann wieder zeigen. Das wäre Mitte Januar.

Wir versuchen, unser Leben nach diesem Absturz wieder auf die Reihe zu bekommen und die Hoffnung nicht zu verlieren. Dieses Warten zieht sich in die Länge. Könnte ich doch nur in den Bauch von Orlando sehen. Diese Ohnmacht zerrt an den Nerven. Nach außen versuche ich, ruhig zu bleiben, aber innerlich tobt ein Krieg. Meine Haut wird immer dünner. Was heißt meine Haut, auch die von Orlando ist aufs Höchste gespannt. Wir müssen aufpassen, dass sich keine Explosion ereignet. Orlando macht sich auch zunehmend Sorgen, weil er sich immer schwächer fühlt. Ich versuche, ihn zu beruhigen: »Du bist keine zwanzig mehr, hast Chemo und unterstützt mich auch noch.« Zum Glück kann er immer noch arbeiten gehen, und wir stehen uns nicht vierundzwanzig Stunden auf den Füßen rum.

To-do-Liste

An einem schönen lauen Sommernachmittag sitzen wir mit den Kindern auf der Terrasse unter dem Pavillon. Es geht uns gut, und wir sind lustig drauf. Plötzlich zückt unsere Tochter ihr Handy und fragt ihren Vater: »Na, was wollen wir der To-do-Liste noch anfügen?«

Ohne dass ich davon weiß, haben meine Kinder längst mit ihrem Vater angefangen, eine To-do-Liste zusammenzustellen.

Jetzt geht es erst richtig los. Die Wortfetzen und Ideen fliegen nur so hin und her.

Da Orlando und ich schon oft über Dinge gesprochen haben, wie es nach dem Tod weitergehen soll, wurde auch über das Thema Partner gesprochen. Für uns war immer klar, dass sich der Überlebende ein neues Leben aufbauen soll, und das natürlich auch mit einem Menschen, den man von ganzem Herzen liebt. Es ist die Stärke unserer Liebe, einander die Freiheit zu schenken, damit sich der Zurückbleibende ohne schlechtes Gewissen ein neues Glück aufbauen kann.

So denke ich, dass jetzt der beste Moment ist, unseren Kindern zu zeigen, dass uns das Glück des Zurückgebliebenen am wichtigsten ist. Mein Beitrag ist also: »Bevor er geht, muss er mir noch einen neuen Mann suchen!« Sogleich wird meine Anregung der Liste hinzugefügt.

- Mami und Papi nach Spanien in die Ferien
- New Orleans oder Jazzkonzert besuchen
- Für Mami neuen Mann suchen
- Ans Meer fahren
- Fahren in einem Aston Martin oder Sportwagen

- Siegelring mit Familienwappen
- Pfeife rauchen
- Joint rauchen
- Meine Enkel kennenlernen
- Tochter zum Traualtar führen
- Besuch der Oper Zauberflöte von W. A. Mozart
- Match von Roger Federer ansehen
- Bogen schießen
- Mit Mami in nostalgischen Kleidern essen gehen
- Der Tochter das Autofahren lehren
- Nach Venedig fahren

Die beiden Schlitzohren beginnen auch gleich mit der Umsetzung. Zu seinem sechsundfünfzigsten Geburtstag bekommt Orlando Zigarillos geschenkt. Die Ferien nach Spanien, in das Haus zu einer Arbeitskollegin, haben wir selbst schon geplant. Da Orlando leider durch die Chemo zu sehr angeschlagen ist, müssen wir sie aber absagen. Aber wir sagen uns: »Aufgeschoben ist ja nicht aufgehoben.« Durch Zufall sehen wir ein Roger-Federer-T-Shirt, und ich kaufe es ihm, damit er zu dem Match auch im passenden Outfit gehen kann. Ja, und an Heiligabend, welche Überraschung, bekommen wir zwei Tickets geschenkt, um uns im April in Zürich die Zauberflöte anzusehen.

> Wenn wir einen Menschen glücklicher
> und heiterer machen können,
> so sollten wir es in jedem Fall tun,
> mag er uns darum bitten oder nicht.
> (Hermann Hesse)

Teil II

Vorher und nachher

Erneute PET und Diagnose

Das neue Jahr hat gerade angefangen, und mein Mann hat plötzlich Blut im Stuhl. Es ängstigt mich, und ich schicke ihn zum Onkologen. Dieser findet es jedoch nicht weiter schlimm, da sich nach den Feiertagen, am 4. Januar, bereits kein Blut mehr im Stuhl befindet. Er möchte jetzt aber auch Klarheit und will die geplante PET-Untersuchung vom 18. Januar vorverlegen, sodass er und auch wir wissen, wie der Stand der Dinge ist. Bereits am nächsten Tag findet die Untersuchung statt.

Wir sind beide unwahrscheinlich gespannt. Wie werden die Bilder wohl ausfallen? Nach der ersten Chemo war der Ableger auf der Leber nicht mehr auffindbar. Diese hatte nur neun Wochen gedauert und dieses Mal hatte sich die Chemo über sieben Monate hingezogen. Wie stark werden die Tumore dieses Mal geschrumpft sein? Die müssen doch einfach verschwunden sein!

Die Aufregung steigert sich von Tag zu Tag. Nein, von Stunde zu Stunde oder sogar von Minute zu Minute, wenn nicht von Sekunde zu Sekunde. Ich werde immer nervöser, die Anspannung zerreißt mich innerlich. In Gedanken sage ich mir immer wieder: »Louise, bleib ruhig, es wird schon alles gut!« Wie ein Mantra wiederhole ich diesen Satz in meinen Gedanken immer aufs Neue. Aber es nützt einfach nichts.

Endlich ist der 8. Januar. Obwohl nur drei Tage zwischen dem 5. und dem 8. liegen, hat es sich für uns wie Monate angefühlt.

Mein Mann will selbst mit dem Auto fahren. Er sagt: »Ich fühle mich kräftig genug dazu!« Also fahren wir zu zweit in die Praxis des Onkologen.

Die Diagnose ist niederschmetternd.

Wie erstarrt sitze ich da, und es treten Tränen in meine Augen. Mein Mann hält ganz fest meine Hand, und ich frage mich, wer von uns beiden die Konsequenz der schlechten Nachricht tragen muss. Die Tumore sind nämlich nicht geschrumpft, sondern sogar noch gewachsen.

Mein Mann wird nun vor die Wahl gestellt, ob er eine weitere Chemo auf Basis der ersten machen will oder ob er aufhören möchte. Er gibt nicht auf! Er will alles tun, um gesund zu werden und die Tumore in die Knie zu zwingen, wie beim ersten Mal. Am 18. Januar soll es dann so weit sein und der Startschuss für die neue Chemo wird fallen.

Auf der Heimfahrt jagen uns Tausende von Gedanken durch den Kopf. In einem Laden auf dem Heimweg kaufe ich noch zwei Kebab, die wir so lieben. Ganz erschöpft betreten wir unser Haus und lassen uns in die Sofas fallen. An Essen ist nicht mehr zu denken, der Fels im Magen ist zu groß und schwer. Wir werden von einer Welle aus Ohnmacht und Hilflosigkeit überrollt, die uns gnadenlos mit in die Tiefe reißt, wodurch wir den Boden unter den Füßen verlieren.

Uns ist klar, dass wir uns wieder aufrappeln müssen, sonst ist alles aus. Da nützt dann keine weitere Chemo mehr etwas. Wie und wo finden wir unseren Kampfgeist wieder? Wir wollen doch noch so viele Jahre zusammen sein!

In meiner Ohnmacht nehme ich ein Buch zur Hand, das ich gerade noch vor Weihnachten gekauft habe. Ein Buch, in dem Lebensmittel aufgeführt sind, die für die verschiedensten Dinge unterstützend wirken sollen – so auch gegen den Krebs. Ich durchforste es und schreibe alles auf einem Zettel auf. Ich will möglichst viel mit diesen Lebensmitteln kochen.

Langsam haben wir uns gefangen und beruhigen uns wieder. Wir beschließen, dem Krebs auch weiterhin die Stirn zu bieten, und gegen Abend wird das Kebab dann doch noch verspeist.

Gelbsucht

Heute am Montag bekommt mein Mann plötzlich Gelbsucht. Nach langem Hin und Her bringe ich ihn dazu, den Arzt anzurufen. Männer! Sind wir Frauen eigentlich auch so? Das war wieder ein Kraftakt. Während des Anrufs stehe ich wie auf glühenden Kohlen neben ihm. Was sagt ihm der Arzt? Meine Ohren hängen beinahe mit in der Hörmuschel.

Endlich! Er verabschiedet sich und stellt den Hörer in die Ladestation. Gleich bestürme ich ihn: »Was hat er gesagt?« Entspannt schaut er mich an, und ich kann in seinen Augen lesen: »Was machst du wieder für einen Aufstand, es ist doch halb so wild!« Nach ein paar Sekunden, die aber viel länger zu dauern scheinen, sagt er: »Ich brauche keine Angst zu haben. Erst wenn das Weiß in den Augen auch gelb wird, soll ich mich erneut melden.« Ha, ha, Zombie lässt grüßen. Das Ganze beruhigt mich ganz und gar nicht. Meine Sperberaugen werden eingeschaltet, und das Alarmsystem signalisiert Stufe rot. Ich beobachte nun jede seiner Bewegungen und die Befindlichkeit seines Körpers aufs Genaueste. Das heißt, ich lasse ihn keine Sekunde aus den Augen. Zum Glück schlafe ich in der Nacht gut. So tanke ich Energie für das, was da kommen mag.

Dienstag, jetzt sind die Augen von Orlando gut sichtbar gelb. Auf meine Aussage, dass er doch wieder den Arzt anrufen soll, bekomme ich nur die Antwort: »Am 16. Januar beginnt sowieso die neue Chemotherapie. Das reicht dann immer noch!« Ich versuche, mit Engelszungen auf ihn einzureden, aber nichts nützt. Jeder Versuch, Orlando zu überzeugen, den Arzt anzurufen, schlägt fehl. Ich fühle mich hilflos. Meine Gedanken kreisen, und ich versuche, mir Strategien zurechtzulegen, um ihn doch noch zu überzeugen.

Plötzlich klingelt das Telefon, und der Chef von Orlando kündigt seinen Besuch an. Ich schöpfe Hoffnung. Vielleicht haben wir zu zweit bessere Karten?

Es klingelt an der Tür, und der für mich so ersehnte Besuch ist da. Das Erste, was der Chef zu Orlando sagt, ist: »Orlando, du bist gelb!« Wie ich mir gedacht habe, wiegelt mein Mann auch hier wieder ab. Wir setzen uns ins Wohnzimmer. Jetzt geht es richtig los. Gemeinsam versuchen wir, Orlando nun zu bearbeiten, ihn weichzuklopfen und was sonst noch alles, aber schlussendlich müssen wir uns geschlagen geben. Ein Bündner Kopf ist eben nicht aus Plastik. Da hat er wieder einmal nach allen Regeln der Kunst seiner Heimat alle Ehre erwiesen.

Gemeinsam verabschieden wir den Chef. Anschließend begibt sich mein Mann nach oben ins Schlafzimmer und legt sich hin. Was ein gesunder Mensch als entspannend und erholsam empfindet, wird von einem Kranken oftmals als ermüdend empfunden, manchmal sogar als stressig. Der Kranke wird es jedoch nur in den seltensten Fällen kundtun, weil er die Besucher, die ihm eine Freude machen wollten und den Weg unter die Füße genommen haben, nicht beleidigen möchte.

Es vergeht keine Viertelstunde und das Telefon klingelt. Eine Mitarbeiterin und gute Freundin, die Krankenschwester ist, ist am Apparat. Sie fragt nach Orlando, da ihr der Chef gesagt hat, dass Orlando so stur sei. Mit einem Grinsen im Herzen bringe ich ihm den Hörer ans Bett. Das Gespräch dauert nicht lange. Er beendet es und, oh Wunder, er ruft den Arzt an. Er sagt zu mir: »Am Freitagmorgen habe ich einen Termin!« Wie hat sie das nur zustande gebracht? Ich habe mir seit Tagen die Zunge fusselig geredet, ohne auch nur den kleinsten Erfolg verzeichnen zu können. Ich frage Orlando, was sie ihm denn gesagt hätte, und bekomme zur Antwort: »Wenn du noch ein wenig weiterleben willst, rufst du jetzt den Arzt an!« Das hat gesessen!

Tasche packen

Wie so oft in den letzten Tagen sprechen wir über den Tod. Wir sollten endlich die Formulare ausfüllen. Ach ja, diese Formulare! Sie kommen nicht von allein und füllen sich aus. Was wir mündlich besprechen, verwandelt sich nicht in Buchstaben und hüpft auf das Papier. Wie unterschiedlich ist doch Leben und Tod. Da gibt es Menschen, die sehnen den Tod herbei, und er kommt einfach nicht. Bei anderen klopft er an die Tür, und sie versuchen, nicht hinzuhören, da sie noch so viel erledigen und erleben möchten. Am Abend sage ich zu ihm: »Weißt du, vielleicht musst du vor deinem Vater sterben, damit er auch gehen kann. Ich werde es dir auf jeden Fall gönnen, da ich weiß, wie schön es auf der anderen Seite ist!« Wie wahr meine Aussage sein wird, wissen wir noch nicht.

Das Organisieren und Vorbereiten hat mich wieder gefangen. Orlando muss seine Tasche packen. Ich will, dass wir sie dabeihaben. Sollte der Arzt auf die Idee kommen, ihn ins Krankenhaus zu schicken, will ich, dass wir darauf vorbereitet sind und dass wir die notwendigen Dinge bereits dabeihaben.

Wie könnte es auch dieses Mal anders sein. Meine Aufforderungen, er solle doch bitte seine Tasche packen, gehen bei ihm zu einem Ohr hinein und beim anderen wieder heraus. Er hat es wirklich drauf. Was er nicht hören will, das hört er einfach nicht. Er ist schwerhörig und nutzt das dann schamlos aus. Er schaut mich dann mit seinen wunderschönen braunen Augen an, die mir sagen: »Wann hast du das gesagt? Ich habe es nicht gehört! Das tut mir aber leid!«

Hätte ich eine Wette abgeschlossen, dass die Tasche eine halbe Stunde vor der Abfahrt zum Arzt immer noch nicht gepackt ist, hätte ich gewonnen.

Warum sträubt er sich so? Hat er Angst, dass er nicht mehr nach Hause kommt?Was immer es auch ist, jetzt ist fertig mit Bitten. Ich packe meinen Befehlston aus: »Wir verlassen das Haus nicht, bis die Tasche gepackt ist!« Es klappt!

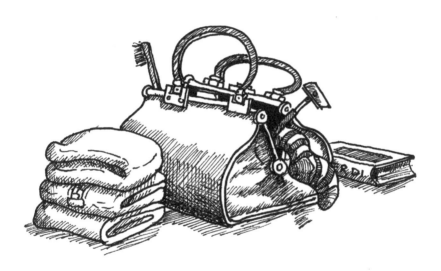

Arztbesuch

Noch bevor unsere Freundin eintrifft, ist die Tasche doch noch gepackt. Es klingelt an der Haustür, und ich öffne. So, es kann losgehen. Das Gepäck legen wir in den Kofferraum des Autos, und die Fahrt beginnt.

Beim Arzt geht es noch für eine kurze Zeit ins Wartezimmer, dann werden wir von ihm abgeholt und ins Sprechzimmer begleitet. Die Sitzung ist nur von kurzer Dauer. Er bestätigt meine Annahme. Hier kann Orlando nichts mehr beschönigen. Was der Arzt sagt, ist Gesetz: »Sie haben Gelbsucht, und es muss etwas unternommen werden. Es wäre das Beste, wenn Sie möglichst bald ins Krankenhaus gehen könnten!« Ich bin froh, habe ich darauf bestanden, dass die Tasche gepackt wird und sie bereits hinten im Kofferraum liegt. Ich sage zum Arzt: »Wir haben schon alles dabei.«

Er ist erleichtert und sagt: »Sehr gut! Dann werde ich Sie gleich im Krankenhaus anmelden! Melden Sie sich dann bei der Notaufnahme!« Er greift zum Telefonhörer und informiert das Krankenhaus.

Wir verabschieden uns und gehen stumm zum Auto.

Krankenhaus

Die Fahrt dauert nicht lange, und schon bald treffen wir beim Spital ein. Noch einmal rechts und dann links um das Gebäude, dann stehen wir vor der Notaufnahme. Gemeinsam treten wir ein, und Orlando meldet sich beim Empfang. »Wie heißen Sie genau? Wir haben hier nichts! Sie sind nicht angemeldet!« Er ist verwirrt und erwidert: »Doch, ich muss angemeldet sein. Ich stand daneben, als mein Arzt den Anruf tätigte.« »Nein, wir haben hier nichts!« So geht das eine längere Zeit hin und her, und ich werde langsam, aber sicher sauer. »Was ist das für ein Saustall hier?«, frage ich mich in Gedanken. Nach weiteren fünf Minuten stellt sich dann heraus, dass ein Arzt anwesend war, als der Anruf kam, der eine Notiz geschrieben hat, aber mit einer solchen Klaue, dass sie anschließend niemand entziffern konnte. Toll!

Der Pfleger kommt mit einem Rollstuhl, um Orlando zur ersten Untersuchung zu fahren. Wir zwei Frauen begeben uns ins Wartezimmer. Die Minuten vergehen wie in Zeitlupe. Endlich kommt Orlando zurück. Er sagt zu mir: »Bring mir bitte die Tasche. Es wird noch länger mit den Untersuchungen gehen. Geht doch nach Hause. Ihr könnt hier wirklich nichts mehr tun.«

Wir verabschieden uns und verlassen das Krankenhaus. Auf dem Heimweg holen wir uns noch einen Kebab, obwohl mir der Hunger vergangen ist.

Der Countdown beginnt

Im Verlauf des Nachmittags steigt meine Unruhe immer mehr an. Ich versuche, mich mit den verschiedensten Sätzen zu beruhigen: »Er ist in guten Händen. Sie werden ihm schon helfen können. Er ist stark. Großer Gott, hilf uns!«

Es ist Abend, endlich klingelt das Telefon und ich höre die Stimme von Orlando. Sie tönt trotz allem aufgestellt: »Wir müssen das Wochenende abwarten. Sie geben mir Kortison, damit die Leber abschwillt. Danach möchten sie Stents einfügen, damit die Galle wieder gut abfließt. Am Montag werde ich dann Näheres wissen.« Wir sind beide hoffnungsvoll, dass das Zünglein an der Waage noch einmal herumgedreht werden kann.

Besucheransturm

Womit das Krankenhaus nicht gerechnet hat, waren die vielen Besucher. Orlando hat durch seinen Beruf eine Unmenge an Bekannten, Freunden und Verwandten. Er startet eine Runde WhatsApp und natürlich auch ein Rundmail an die Familie mit der Nachricht: »Ich bin im Krankenhaus und freue mich über jeden Besuch!« Am Sonntag ist die beste Zeit, um einen Besuch abzustatten. So erscheinen nach und nach die Besucher aus der gesamten Schweiz. Familienangehörige, die einen Weg von über drei Stunden Autofahrt unter die Räder genommen haben. Das Zimmer füllt sich immer mehr, und das Spitalpersonal stößt an seine Grenzen. Auf einmal sagt eine Schwester: »Bitte gehen Sie doch in die Cafeteria. Wir können so einfach nicht arbeiten!« Ich zerbeiße mir das Lachen zwischen den Zähnen. So etwas haben sie wohl auch noch nie erlebt. Den ganzen Tag ist ein Kommen und Gehen. Schlussendlich sind es über den Tag verteilt zweiundzwanzig Besucher.

Montag

Wieder ein neuer Tag. Gespannt warte ich auf den Anruf von Orlando. Wie hat sich sein Befinden durch das Kortison verbessert? Kann er bald wieder nach Hause? Gestern hat er viel kräftiger gewirkt. Er schwebte bei dem vielen Besuch auf einer Adrenalinwelle.

Es klingelt. »Hallo, Ängeli« , höre ich seine Stimme. Ich antworte ihm: »Hallo, mein Schatz, wie geht es dir? Was haben die Ärzte gesagt?« Seine Stimme ist ruhig, als er zu mir spricht: »Sie haben gesagt, dass man nichts mehr machen kann. Ich bin für die Chemo zu schwach. Sie wollen mir noch Stents einfügen, damit die Galle besser ablaufen kann. Die Leber ist ein wenig abgeschwollen.« Ich frage ihn: »Soll ich dem Priester Bescheid sagen?« Er sagt: »Ja!«

Hier geschieht etwas Komisches mit mir. Auf der einen Seite beginne ich, alles für sein Sterben vorzubereiten, und auf der anderen Seite lebe ich weiter, als wenn der Tod noch weit entfernt wäre. Jede Seite reagiert unabhängig von der anderen und weiß gar nicht, dass es sie gibt.

Am Abend rufe ich den Priester an. Er fragt mich: »Soll ich sofort kommen oder hat es noch etwas Zeit?« »Ich denke, es ist besser, wenn du so schnell als möglich kommst« , antworte ich ihm. So vereinbaren wir den Mittwoch um zwölf Uhr.

Ich lege den Hörer auf und rufe sogleich Orlando an, um ihm die Zeit mitzuteilen.

Sozialarbeiterin

Heute am Dienstagnachmittag haben wir ein Treffen mit der Sozialarbeiterin. Erwartungsvoll sitzen wir im Sitzungsraum. Was wird das wohl sein? Es wird über unsere finanzielle Situation gesprochen. Wie es weitergeht, da Orlando nicht mehr arbeiten kann. Im Mai werden die Krankenzahlungen aufhören, da schon zwei Jahre vergangen sind. Zwei Jahre! Danach werden die Invalidenversicherung und die Pensionskasse eine Rente aussprechen, aber das wird uns natürlich niemals reichen, um die Lebenskosten zu decken.

Mir wird nahegelegt, selbst erneut einen Antrag auf eine Rente zu stellen. So käme zu der IV- und Pensionskassen-IV-Rente von Orlando auch noch meine dazu. Hoffentlich wird das reichen, da wir sonst unser Haus verkaufen müssten, bevor wir Sozialhilfe beantragen könnten.

Wir beziehen 1994 unser neu gebautes Haus. Da es teurer wird als angenommen, müssen wir den Gürtel enger schnallen. Aber was soll's, wir haben genug zu essen und können unseren beiden Kindern, zwei und fünf Jahre alt, ein wundervolles Zuhause schenken. Da Orlando in armen Verhältnissen aufgewachsen ist und ich sehr bescheiden bin, können wir mit dem Geld gut auskommen.

1996 bekomme ich eine Arbeit im Behindertenheim. Zuerst nur als Joker, das heißt, ich werde überall eingesetzt, wo Not am Mann ist. Dieser kleine Zustupf tut uns gut. So können wir uns wieder mal etwas Außergewöhnliches leisten. Es geht noch einige Monate, aber dann ist es so weit, und wir können uns den lang ersehnten Computer kaufen.

1998 wird Orlando Wohnheimleiter, und es beginnt eine Zeit, in der ich kein Haushaltsbuch führen muss. Die Kinder gehen ins

Ballett und zu Karate und wir genießen die Zeit auf unserer Terrasse. Es ist einfach herrlich. Wir können auf eine gute Zukunft blicken.

2003 kommt dann der Einbruch. Im Herbst habe ich einen Hirnschlag und werde arbeitsunfähig. Den großen Garten muss ich auch aufgeben. Er hat uns in den letzten Jahren viel Geld eingespart. Die Krankenzahlungen kommen zuerst noch. Nach einem Jahr werden sie gekürzt und nach zwei Jahren hören sie auf. Durch die Mischrechnung der Invalidenversicherung, Hausfrau und Arbeit bekomme ich keine Rente. Durch meine Einschränkungen brauche ich ein Generalabonnement bei der Bahn, da ich sonst vergesse, das Billett abzustempeln. Fertiggerichte sind teuer. Untersuchungen und Medikamente müssen auch bezahlt werden, und wenn es nur der Selbstbehalt bei der Krankenkasse ist.

2004 schließen wir eine gemischte Lebensversicherung ab, damit ich im Todesfall von Orlando abgesichert bin und das Haus nicht verlieren werde. Irgendwoher muss das Geld auch kommen. So werden bei den Kindern Ballett und Karate gestrichen.

2006 beginnt das Gymnasium in Bern für meinen Sohn. Da ich für ihn nicht noch am Abend kochen kann und wir wollen, dass er ausgewogen essen soll, schicken wir ihn in die Mensa. Da wir ein Haus haben und Orlandos Lohn zu hoch ist, bekommen wir keine Stipendien. Unsere hohen Nebenkosten werden nicht angeschaut. Da ich im Umgang mit Haushaltsgeld begnadet bin, schaffen wir auch das.

2008 ruft die Uni nach meinem Sohn. Wir sind unheimlich stolz. Aber wie soll es nun weitergehen? Er möchte in St. Gallen studieren. Eine Wohnung, das Studiengeld und die Lebenskosten können wir ihm dort nicht bezahlen. Durch die Hilfe eines Freundes öffnet sich auch hier eine Tür. So ist die Zukunft für beide Kinder, eine gute Ausbildung zu genießen, gesichert.

2011 geht es weiter in die nächste Runde. Durch die ständige Überlastung von der Arbeit und der Unterstützung im Haushalt fällt Orlando alles immer schwerer. Durch seine Funktion als Wohnheimleiter arbeitet er zu einhundertzwanzig Prozent. Seine Depressionen nehmen immer mehr zu und der Weg führt für ihn Richtung Burn-out. Wem würde unter diesen Umständen nicht alles über den

Kopf wachsen? Der Wechsel der Heimleitung, die modern, nur auf Leistung ausgerichtet ist, ist hier auch nicht hilfreich. So wird er zurückgestuft. Er arbeitet jetzt wieder in einer Gruppe ohne Leitungsfunktion. Diese Arbeit kommt ihm sehr entgegen, da er lieber wieder für die Bewohnenden da ist und ihnen seine gesamte Kraft widmen kann.

Was heißt das aber für uns? Der Lohnunterschied ist riesig! Was uns bis dahin noch nie passiert ist, ist jetzt Realität. Wir müssen bei der Steuerbehörde anfragen, ob wir in Monatsraten bezahlen können. In dieser Zeit, von einem halben Jahr, stehen mir einhundertfünfzig Franken pro Woche für drei erwachsene Personen zur Verfügung. Heute weiß ich nicht mehr, wie ich das geschafft habe.

2014 hat sich das Leben einigermaßen eingependelt. Die Kinder sind selbstständig geworden, und der Druck lässt wieder ein wenig nach. Wir beginnen, uns Gedanken zu machen, wie unsere Zukunft aussehen wird. Die Pensionierung rückt immer näher, und wir wollen doch die alten Tage noch genießen. Da bekommen wir die Hiobsbotschaft, dass Orlando Krebs hat. Mein Gott! Unser Leben steht schon wieder Kopf.

2015 werden die Krankenzahlungen gekürzt, und wir werden zum Paradebeispiel, wie man seinen Gürtel immer enger schnallen kann.

Ja, und jetzt ist 2016. Wir stehen im Sitzungszimmer und machen uns Gedanken, wie wir es schaffen werden, unser Haus zu behalten und dem Absturz in die Sozialhilfe zu entkommen.

Priester

Ich begebe mich zum Bahnhof, sodass ich kurz vor zwölf Uhr im Krankenhaus sein werde. Unter solchen Umständen einen Freund zu treffen, ist ein komisches Gefühl. Ich stehe voll unter Adrenalin. Den Weg von der Bushaltestelle bis zum Krankenzimmer lege ich zurück, so schnell es mir möglich ist. Der Priester ist schon da und unterhält sich mit Orlando, der noch am Essen ist. Wie schön, sie sind allein und kein anderer Patient befindet sich heute im Zimmer. So können wir ungestört sprechen.

Das Besprechen einer Abdankung noch im Beisein des Betroffenen ist unheimlich absurd. Trotzdem gibt es mir viel Sicherheit, alles nach seinen Wünschen organisieren zu können.

1. Wo soll die Feier stattfinden?

In der reformierten Kirche und nicht in der Abdankungshalle, da es sicher viele Leute geben wird, besonders Leute aus dem Heim. Da es keinen ÖV bis zur Kirche gibt, müsste man einen Shuttlebus organisieren.

Der Priester fragt uns: »Würde es eine Möglichkeit geben, die Feier im Heim durchzuführen? So bräuchtet Ihr nur für die eigenen Leute, die mit der Bahn kommen, einen Fahrdienst.« Diese Idee ist einfach gut!

2. Wie soll die Feier sein?

Ein katholischer Gottesdienst soll es werden.

Wieder hat der Priester eine tolle Idee: »Denkt daran, ihr wohnt in einem reformierten Gebiet. Die Bewohnenden des Heims werden die Zeremonie zum größten Teil nicht verstehen. Wollt ihr nicht lieber eine freie Feier, die alle verstehen?«

3. Wo soll das Essen stattfinden?

Das Essen wird im Heim sein. Da wir die Feier auch dort machen werden, fällt der Weg zwischen Feier und Essen weg. Genial!

4. Was soll es zu essen geben?

»Belegte Brötchen«, sagt Orlando, weil das alle Bewohnenden lieben.

Ich habe jedoch einen Einwand: »Denk daran, wir haben Verwandte, die von weit herkommen. Die können wir nicht mit ein paar belegten Brötchen abspeisen. Die haben Hunger!« So beschließen wir, eine Spaghetteria zu machen.

Am Schluss der Besprechung fragt uns der Priester noch: »Möchtet ihr noch die Kommunion (Abendmahl)? Ich hätte sie für euch dabei.« Erfreut sagen wir wie aus einem Mund: »Ja!«

Wir setzen uns beide auf die Bettkante, während sich der Priester gegenüber von uns auf einen Stuhl setzt. Auf die Frage, ob Orlando noch ein Gebet sprechen möchte, sagt dieser: »Ja, das Vaterunser!« Gemeinsam beten wir es, und danach erhalten wir die Kommunion. Eine große Vertrautheit herrscht zwischen uns. Ein heiliger Moment. Heißt es nicht »Wo zwei oder drei in meinem Namen zusammen sind, bin ich mitten unter ihnen«? Ich fühle Gottes Nähe sehr stark.

Schwäche

Vor Weihnachten hatte Orlando mir gesagt: »Ich habe das Gefühl, dass ich immer schwächer werde, und das macht mir Angst!« Ich sehe es nicht so eng und sage zu ihm: »Das ist sicher die lange Zeit, die du nun schon Chemo hast. Das wird nicht spurlos an deinem Körper vorbeigehen. Wenn du keine Medikamente mehr hast, wirst du dich sicher bald wieder kräftiger fühlen.«

Drei Wochen später befindet er sich im Spital, und ich kann beobachten, wie er von Tag zu Tag schwächer wird. War er vor sechs Tagen noch ohne Probleme die Treppe hinauf- und heruntergegangen sowie selbst Auto gefahren, kommt er im Moment immer weniger weit und beginnt, sich überall festzuhalten.

Der Arzt fragt mich, ob ich Orlando nicht am Wochenende noch nach Hause nehmen möchte. Das muss gut geplant sein. So sage ich zu meinem Mann: »Ich weiß, dass du gerne nach Hause kommen würdest, aber denke daran, du musst die Treppe vom Parkplatz bis zur Haustür hochsteigen. Das Bett steht ja schon im Wohnzimmer, aber wenn du in der Nacht aufstehen musst, um aufs Klo zu gehen, werde ich einen Rollator organisieren. Du kannst dich nicht irgendwo festhalten, da ich dir nicht aufhelfen kann, wenn du fällst.«

Am Abend ruft er mich noch an und teilt mir mit: »Du brauchst nichts vorzubereiten, ich werde am Wochenende nicht nach Hause kommen. Ich fühle mich zu schwach!«

Vergebung

Das Krankenzimmer ist wie jeden Tag mit Besuch gefüllt, und die Krankenschwestern werden sich so einiges über uns denken. Es ist ja nicht nur der Besuch, sondern wir legen uns auch hin und wieder zu ihm ins Bett. Besonders unsere Tochter liegt oft bei ihm. Ich hätte mir nie vorstellen können, dass ich das auch mal machen werde. Ich weiß nicht, ob ich seine Nähe suche oder ihm meine Nähe geben will. Die vielen Freunde und Verwandte schaffen einen Rahmen, in dem ich mich fast wie zu Hause fühle. So liege ich auch jetzt wieder bei ihm. In der Löffelchenstellung halte ich ihn in den Armen und flüstere ihm ins Ohr: »Verzeihst du mir alles, was ich je gemacht habe? Bewusst und unbewusst?« Er dreht seinen Kopf zu mir und sagt: »Aber sicher! Und du mir?« »Ja, sicher! Alles, was du gemacht hast, war nie mit böser Absicht!« Das ist meine Antwort.

Diese wenigen Worte machen mich unheimlich glücklich. Nichts steht zwischen uns. Egal, was passiert. Für mich werden in diesem Moment die drei Worte »Ich liebe dich« lebendig.

Nasenbluten

Wieder ist eine Nacht vorüber. Mein Leben besteht nur noch aus Besuchen im Spital, Hin- und Herfahren und Waschen, um dann erschöpft ins Bett zu fallen. Zum Glück ist in der Nähe des Krankenhauses eine Bushaltestelle, sodass ich noch ohne Fahrdienste auskomme. Heute sieht Orlando lustig aus. Er trägt unter der Nase eine Rolle Mullbinde, die aussieht wie ein überdimensionierter Schnurrbart. Der Anlass ist jedoch nicht lustig. Er hat starkes Nasenbluten! Wieder gibt sich ein Besucher nach dem anderen die Klinke in die Hand, und schon bald packen wir Orlando in einen Rollstuhl und machen uns auf den Weg Richtung Cafeteria. Wir nehmen gleich zwei Tische in Beschlag. Die riesige Bestellung landet schnell auf den Tischen. Jeder möchte möglichst nahe bei Orlando sitzen. Ich lasse allen den Vortritt und setze mich ganz ans andere Ende der Tafel. Ich habe das Gefühl, im falschen Film zu sitzen. Alle drängen sich um ihn, um ihm nahe zu sein, halten seine Hand und umarmen ihn. Sie weinen beim Abschied, und er findet trotz seines überdimensionalen Schnurrbarts unter seiner Nase tröstende Worte für jeden. Wie ich so alles sehe, frage ich mich: »Wo seid ihr die ganze Zeit gewesen?« Ich fühle mich mit der ganzen Situation vollkommen überfordert. Es hat und interessiert auch jetzt kaum einen, wie es mir geht. Zwei Jahre sind Orlando und ich gemeinsam durch die Hölle gegangen, zwei Jahre, in denen ich mich sehr einsam und verlassen mit der ganzen Last fühlte, und jetzt muss ich zusehen, dass ich nicht zur Seite geschubst werde. Das macht mich traurig und wütend zugleich. Die Zeit hat mich an meine Grenzen gebracht und psychischen wie physischen Tribut gefordert. Auch wenn man es mir nicht ansieht, fühle ich mich stets wie kurz vor einem Zusammenbruch.

Zum Glück geht dieser Nachmittag auch mal zu Ende. Nur die Blutung will kein Ende nehmen und man kann sie auch nicht stoppen.

Das einzig Positive für mich an diesem Tag ist, dass in der Diaconis ein Bett frei geworden ist und dass wir Orlando am nächsten Morgen um elf Uhr dorthin bringen dürfen.

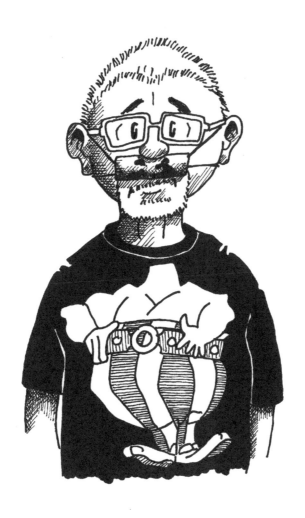

Diaconis Palliative Care

Freitag, elf Uhr! Ein Freund und ich holen Orlando mit seiner Drillingsschwester im Spital ab. Die Tasche mit den wenigen Habseligkeiten steht schon bereit. Wir verfrachten meinen Geliebten in einen Rollstuhl und fahren mit ihm und seinem Gepäck zum Auto. Beim Ein- und Aussteigen helfen wir ihm noch ein wenig, aber sonst geht alles noch ganz gut und reibungslos. Nachdem wir Orlando wieder in den Rollstuhl gepackt haben, begeben wir uns ins Gebäude und melden uns an. Alsbald erscheint unsere Bezugsperson, heißt uns willkommen und geleitet uns zum Zimmer. Es herrscht eine ruhige, friedliche Stimmung hier. Man fühlt keine Spur von Hektik und Stress. Wir haben eine kurze Zeit, um anzukommen und die Dinge auszupacken.

Schon bald erscheint die Bezugsperson wieder und erklärt uns, wie der Ablauf hier aussieht und welche Therapien es gibt. Orlando wird gefragt, was und wie er etwas möchte. Der Tod wird auch angesprochen, und er wird gefragt, ob er Angst davor hat. Er antwortet: »Nein, ich habe keine Angst. Angst habe ich nur vor den Schmerzen!« Er wird sogleich beruhigt: »Die Schmerzen sind kein Problem. Wir können Ihnen immer gut angepasste Medikamente geben, damit Sie keine Schmerzen haben müssen!« Man merkt Orlando die Erleichterung an.

Es gibt sogar die Möglichkeit, dass seine Schwester und ich bei ihm im Zimmer schlafen können. Dieses Gespräch vermittelt uns beiden große Sicherheit.

Der Schnurrbart bleibt noch dran bis zum nächsten Morgen. Man will nichts riskieren. Dann wird er entfernt. Sollte etwas passieren, kann man gleich in das daneben liegende Krankenhaus gehen.

Beruhigt kann ich heute nach Hause. Seine Schwester schläft bei ihm, und ich werde morgen wiederkommen.

Samstag

Ich öffne die Tür des Krankenzimmers von Orlando und, wen wundert's, da sitzen schon die ersten Besucher bei ihm. Gut gelaunt plaudern sie. Er liebt es, wenn Menschen um ihn sind. Sie verkürzen ihm das Warten, das Warten auf den Tod. Sie haben richtig gelesen.

Meine Schwägerin will unbedingt das Bett ans Fenster stellen, damit ihr Bruder ins Freie sehen kann. Ich will es gar nicht. Hat das Pflegepersonal nicht schon genug Arbeit, ohne dass wir alles auf den Kopf stellen? Sie lässt sich aber nicht davon abbringen.

Orlando hat keinen Appetit mehr. Er pickt nur noch wie ein kleiner Vogel und lässt dann das Frühstück stehen. Obwohl er in den vergangenen Monaten einiges an Gewicht verloren hat, befindet sich doch noch etwas auf den Rippen, und ich denke bei mir: »Wenn er Hunger hat, wird er schon essen!«

Im Verlauf des Morgens wird er gefragt, ob er Lust auf Glace hat. Die Schwester braucht nicht zweimal zu fragen. Er nickt freudig, und als sie ihm dann ein herrliches Rahmglace bringt, strahlt er über das ganze Gesicht. Er isst es mit Hochgenuss, als hätte er noch nie etwas Besseres in seinem Leben gegessen.

Als am Nachmittag mein Schwager auftaucht, hat meine Schwägerin sogleich ein Opfer gefunden und macht ihn zu ihrem Verbündeten. Orlando und ich werden einfach aus dem Zimmer geschickt. Also packe ich meinen Geliebten in den Rollstuhl, und wir gehen gemeinsam mit der Patin meiner Tochter, die gerade eintrifft, auf die Dachterrasse. Ein wundervoller Ausblick über die gesamte Altstadt mit ihren verschneiten Dächern. Wir genießen diese Aussicht und die frische Januarluft. Nach einiger Zeit fahren wir mit dem Lift nach unten und begeben uns in die Cafeteria. Ein ganzer Tisch mit Besuchern sitzt da und empfängt uns mit einem Lächeln. Schon bald ist Orlando müde, und ich begleite ihn ins Zimmer. Mit dem Hinweis »Ich werde noch meinen Kaffee fertig trinken und komme dann wieder« verlasse ich ihn.

Wie er den ganzen Trubel aushält, ist für mich erstaunlich. Zu Hause ist er gerne allein, schläft, liest oder schaut fern. Was ich vergesse, ist die ganze Aktion an seinem Arbeitsplatz. Die Arbeit ist sein Lebenselixier.

Wieder zurück, setze ich mich an den Tisch vor meinen Kaffee. Plötzlich fragt mich mein Vater: »Hast du die verschiedenen PINs und Codes?« Was? Nein, habe ich nicht. Wer denkt denn schon an so etwas, wenn man ganz hibbelig ist, weil der Tod jeden Moment an die Tür klopfen könnte. Ich bin froh über diesen Hinweis. Denn wie sollte ich sonst an das Familienbüchlein kommen, das im Bankschließfach liegt? Im Todesfall von Orlando brauche ich es dringend.

Bald verabschieden wir uns. Die Lebenspartnerin meines Vaters drückt ein paar Krokodilstränen hervor und haucht: »Das ist so traurig!« Ich brauche kein Mitleid, das mich nach unten zieht, sondern Kraft. Ich stelle mit der Zeit immer öfters fest, dass sich Menschen, die nie für uns da waren, schockiert zeigen. Menschen jedoch, die uns unterstützt haben, sind stark. Wir bilden eine Einheit, und ich bin für jeden dankbar, der dazugehört.

Als meine Tochter weint, packt sie mein Vater an den Schultern und sagt zu ihr: »Du musst jetzt einfach loslassen!« Welche Herzlosigkeit, einem dreiundzwanzigjährigen Mädchen, dessen Vater auf dem Sterbebett liegt, das zu sagen.

Meine Kinder und ich fühlen uns sehr verletzlich, auch wenn wir uns nach außen stark geben.

Diese Fürsorge in der Diaconis für Orlando, mich und die Familie legt sich wie ein schützender Mantel um uns. Hier kann ich den Druck von Pflege und Besuchern einfach abwerfen. Jederzeit ein offenes Ohr ohne die Angst, einmal zu viel zu klingeln, zu finden, ist beruhigend und wohltuend. Einfach an seinem Bett zu sitzen und bei ihm zu sein. Ihn zu streicheln und gemeinsam die Zeit zu vergessen, um in der Unendlichkeit zu versinken, gibt meiner Seele Kraft für das Kommende.

Mit meiner Checkliste »Im Falle des Todes« begebe ich mich zu Orlando. Wie oft hatten wir über alles gesprochen. Vor einer halben Woche haben wir sogar die Trauerfeier geplant. Die Liste ist jedoch leer. Es war einfach zu kompliziert und mit Fremdwörtern gespickt, sodass uns schnell die Lust vergangen ist. Hätten wir sie doch früher ausgefüllt, bei voller Gesundheit. Was soll's, jetzt ist es zu spät. So sitze ich da mit dem Kugelschreiber in der Hand. Die PINs und Codes kann er mir noch alle aus dem Kopf sagen. Welch ein Glück, aber auch sehr erstaunlich, wie er das noch zustande bringt. Im Schnellzugtempo überfliegen wir das Formular, und er bestätigt mir, was wir besprochen hatten. Puh! Nach kurzer Zeit ist er so stark ermüdet, dass wir aufhören müssen, aber ich habe das Nötigste.

Blutsturz

Am Sonntagmorgen bekomme ich einen Anruf von meiner Tochter: »Mami, komm so schnell als möglich. Papi geht es gar nicht gut. Er hatte einen Blutsturz!« Nachmittags um zwei hätte mich eine Freundin abgeholt, aber jetzt muss alles schnell gehen. Ich lasse also alles stehen und liegen und renne zu den Nachbarn. Ich frage sie: »Kann jemand von euch mit mir nach Bern fahren? Orlando geht es nicht gut!« Der Nachbar ist sofort bereit, und wir machen uns auf den Weg.

Meine Gedanken kreisen. Hoffentlich komme ich nicht zu spät. Meine Tochter hat so aufgeregt geklungen, und das kenne ich kaum von ihr.

Ich betrete sein Zimmer, und er sitzt gut gelaunt auf dem Bettrand. Das Erste, was ich zu hören bekomme, ist: »Da hast du aber etwas verpasst. Ich habe denen hier eine ganz schöne Schweinerei beschert. Alles Blut, das ich durch das Nasenbluten geschluckt habe, kam auf einen Schlag wieder heraus. Sie haben mich gefragt, ob ich eine Infusion haben möchte, da sich meine Überlebenschancen erhöhen würden. Ich habe zu ihnen gesagt, dass ich das nicht möchte. Sie sollen alles seinen Gang gehen lassen.«

Er wird von Stunde zu Stunde immer schwächer und kann bald das Bett nicht mehr verlassen. Seine Schwester massiert ihm die Füße. Er liebt diesen Liebesdienst von ihr. Der Pfleger weist sie jedoch darauf hin, dass sie es unterlassen solle. War früher eine Massage wohltuend, regt sie jetzt den Körper nur noch an, und das sollten wir verhindern. Wir sind sehr erstaunt, aber es ist logisch.

Da Orlando auch heute keinen Hunger hat und das Rahmglace ihn verschleimt, will man auf Sorbet umsteigen. Der Pfleger versucht, die Sorten aufzuzählen, aber bricht schon bald mit dem Hinweis »Ich werde mal im Gefrierschrank nachsehen, was es da so gibt« ab. Schon nach kurzer Zeit taucht er wieder mit den verschiedensten Geschmacksrichtungen auf. Er sagt: »Ich wusste nicht, dass wir so viele verschiedene Sorten haben!« Es gibt sogar Aprikose, und Orlando liebt Aprikosen über alles. Er strahlt wie ein kleines Kind unter dem Weihnachtsbaum.

Auf der Fensterbank steht ein Rivella. Ist es eine Kindheitserinnerung? In unserer Jugend war das in, aber bei uns zu Hause wurde es nie getrunken. Daneben steht eine kleine Sprühflasche, mit deren Inhalt er sich die Lippen befeuchten kann.

Obwohl er stark geschwächt ist, verfolgt er alles, was um ihn vorgeht, mit wachsamen Augen. Am späten Nachmittag versuchen wir, ihn mit vereinten Kräften aus dem Bett in einen bequemen Stuhl daneben zu verfrachten.

Unser Sohn war am Abend vorher bei Freunden eingeladen und bringt Orlando ein Geschenk mit. Trotz Schwäche kann er seiner Freude noch Ausdruck geben. Wie schön! Ich bin so dankbar, dass er nur so viel Schmerzmittel bekommt, dass er noch bewusst bei uns ist.

Am Abend bin ich kurz draußen, und Orlando fragt meinen Bruder, wo ich denn sei. Dieser antwortet ihm: »Sie ist kurz draußen, wird aber die Nacht bei dir verbringen!« Das beruhigt ihn ungemein.

Da mir die Pfleger heute ans Herz gelegt haben, dass ich morgen das Familienbüchlein holen soll, damit es keinen Stress gibt, wenn der Moment gekommen ist, wird mich morgen eine Freundin abholen. Ich weiß jedoch, dass es das letzte Mal sein wird, dass ich nach Hause gehen werde. Mein Pyjama hatte ich gestern schon eingepackt, und ich werde mich jetzt häuslich hier einrichten.

Meine Schwägerin schläft im großen Sessel und ich auf dem Klappbett. Schlafen kann man dazu nicht sagen. Immer wieder möchte Orlando aufsitzen. Zu zweit schaffen wir es, ihn aufzurichten, aber ich klingle doch jedes Mal, da es für uns immer noch sehr schwer ist. Der Pfleger erscheint und während er ihm die Füße auf den Boden stellt, spricht er mit ihm: »So, möchten Sie wieder einmal den Fußboden fühlen?« Sogleich will er uns wieder verlassen, und ich sage zu ihm: »Bleiben Sie hier, mein Mann will gleich wieder abliegen!« Gelassen antwortet er mir: »Dann klingeln Sie wieder, und ich komme gleich!« Schon ist er aus der Tür verschwunden. Ich glaube, er kommt nicht einmal bis zum Ende des Gangs, weil ich wiederum die Klingel drücke.

Katze

Hier gibt es eine Hauskatze, und Orlando wird gefragt, ob sie zu ihm ins Zimmer kommen darf. Obwohl er vor einem halben Jahr seine Katzenphobie ablegen konnte, möchte er dies nicht. Wir müssen sehr aufpassen, dass sie nicht an uns vorbeihuscht. Sie sitzt beinahe den gesamten Tag vor seiner Zimmertür und beobachtet alles ganz genau, als wenn sie einen Moment abwarten würde, um an uns vorbei ins Zimmer zu kommen. Die Schwester erklärt mir, dass die Katze merkt, wenn jemand stirbt. Schon oft habe ich gelesen, dass Katzen medial seien und Geister sehen können. Hier ist die Bestätigung. Ist der Tod wirklich schon so nahe? Erst später wird mir bewusst, wie nahe er ist. Jetzt will ich es einfach nicht wahrhaben.

Der Tod

Wir fühlen es alle. Der Tod rückt näher. Es ist Montagmorgen, und es steckt trotz seiner Schwäche immer noch so viel Kraft und Willensstärke in meinem Mann. Seine Hände und Füße sind bereits kalt und leicht angeschwollen. Bei den Fersen sehe ich dunklere Stellen, also wird das Blut nicht mehr richtig zurücktransportiert. Aber daran denke ich im Moment nicht. Es ist noch so viel Kraft in ihm, dass er sich mit größter Anstrengung noch drehen will und wir ihn dabei nur ein wenig unterstützen müssen. Geistig ist er ganz klar. Wenn er gefragt wird, ob er ein Medikament möchte oder nicht, kann er noch leicht mit seinem Kopf ein Zeichen geben. Ihm wird Morphin gegeben, um ihm das Atmen zu erleichtern und die Schmerzen zu nehmen, gegen die Unruhe hilft Dormicum, sodass er in einen leichten Schlaf fällt. Wir sind froh, dass er einen Portkatheter vor seiner Krebsbehandlung einoperiert bekommen hat. So kann man die ganzen Infusionen mit den Medikamenten problemlos anschließen.

Die Schwester taucht auf und teilt uns mit, dass sie eine Intimpflege vornehmen möchte. Wer bleiben möchte, kann bleiben. Und wer dies nicht möchte, verlässt den Raum. Ich bleibe und unterstütze sie bei ihrer Arbeit. Mehr kann ich nicht tun. Die Belastung ist zu groß, und mein Körper reagiert. Die Schäden des Hirnschlags machen sich bemerkbar, und mir wird schwindlig.

Liebevoll wäscht die Schwester Orlando. An den wunden Stellen wird er eingecremt. Die Zähne werden geputzt. Ich stütze ihn, je nachdem wie es für die Schwester hilfreich ist. Mit einem Spray kann ich ihm die trockenen Lippen anfeuchten. Am Schluss hole ich noch ein sauberes T-Shirt aus dem Schrank. Ich stehe davor, um eines auszusuchen. Federer oder Obelix? Er ist ein großer Fan von Roger

Federer, aber das Obelix-T-Shirt, das ihm die Kinder aus Mallorca mitgebracht haben, liebt er noch viel mehr. Wie oft war es schon in der Waschmaschine? Er trägt es ständig. Gerade gestern habe ich es wieder sauber mitgebracht, und wir ziehen es ihm an. Ganz ruhig liegt er da, frisch gewaschen, rasiert, die Zähne geputzt und angezogen.

Jetzt sitze ich wieder an seiner rechten Seite neben dem Bett und streichle zärtlich seine Hand. Mein Unterbewusstsein weiß genau, dass das Ende nahe ist. Ich denke aber nicht daran und befinde mich im Hier und Jetzt. Jede Sekunde, Minute und Stunde sauge ich in mir auf. Er ist noch da. Ich kann ihn noch fühlen, ansehen und seinen Atem hören. Irgendwie fühle ich mich wie in einem Vakuum, weit weg von der Welt und dem hastigen Treiben im Alltag. Dass es ein wundervoller Januartag ist und die Sonne wärmend die weißen Dächer bescheint, das ist mir egal.

Langsam kommen die Anwesenden wieder zurück. Im Ganzen sind wir sieben Personen. Es ist zehn Uhr, und der Arzt betritt den Raum. Er steht auf der anderen Seite des Bettes und schaut zuerst meinen Mann und dann mich an. Kein Ton kommt über seine Lippen, aber ich verstehe seine Gedanken klar und deutlich: »Es ist alles gesagt. Es ist bald so weit!«

Die Zeit schleicht dahin, und die Zeiger bewegen sich in stoischer Ruhe vorwärts. Zwölf Uhr, ich erhebe mich, um mich von meinem Geliebten zu verabschieden. Es tut gut, ihm all die Dinge zu sagen, die ihn in meinem Leben für mich so wichtig gemacht hatten. Ich weiß, er lebt noch und das Gesprochene erreicht seine Seele, obwohl er wie schlafend daliegt. Die Worte meines Sohnes zaubern ein Lächeln um seine Mundwinkel. Es ist so sanft, dass nur der Freund meiner Tochter und ich es wahrnehmen, da wir uns auf sein Gesicht konzentrieren. Dieses Lächeln werde ich nie vergessen und die Gewissheit, dass das Gesagte tief in sein Herz gesunken ist, macht mich glücklich. Wir sind sieben Personen, und jeder verabschiedet sich so von ihm.

Kurz schaue ich auf und über die Köpfe der Anwesenden hin zur Tür. Mit meinem geistigen Auge sehe ich zwei Lichtgestalten, die etwa drei Meter groß sind. Ein Gedanke schießt mir durch den Kopf:

»Sie sind da und werden ihn abholen.« Die Gewissheit, dass er hier von seinen Liebsten begleitet und dass auf der anderen Seite bereits auf ihn gewartet wird, lässt mich ruhig werden. Ich weiß, er ist in Sicherheit und geborgen. Es ist mir egal, ob mich jemand als Fantastin beschimpfen wird. Diese Ruhe, dass alles gut ist, wie es ist, kann mir keiner nehmen.

Vor zwei Uhr verlassen die Besucher wieder einmal den Raum, um sich einen Kaffee zu gönnen. Ich bleibe jedoch. Da klopft es an der Tür, und meine Freundin kommt, um mich abzuholen. Warum? Gestern wurde mir gesagt, dass ich das Familienbüchlein holen solle, damit es beim Ernstfall da sei und kein Stress entstehen würde.

Nun haben wir den Salat, und ich stehe unter Vollzugszwang. Jetzt betritt auch die zuständige Schwester das Zimmer. Wir stehen am Fußende des Bettes, im Wissen, was über kurz oder lang geschehen wird. Meine Freundin sagt: »Louise, wir müssen nicht gleich fahren. Wir haben Zeit und können auch noch ein wenig warten.« Mein Verstand ist aber wie außer Kraft gesetzt. Es gibt nur noch diesen Gedanken: »Ich muss unbedingt das Familienbüchlein haben!« Ich schimpfe mich unmöglich. Gibt es jetzt nichts Wichtigeres als dieses blöde Ding? Mein Gedankenkarussell dreht sich weiter. Da unterbricht die Schwester zum Glück den Lauf. »Ich würde auch noch warten, aber Sie müssen es selbst wissen.« Ich sage zu ihr: »Ich weiß nicht, ob er sterben kann, wenn ich anwesend bin. Und ich weiß nicht, ob die Zeit noch reicht, bis ich zurückkomme. Sollte sie nicht reichen, kümmern Sie sich bitte um meine Kinder!« Nach meinen Worten verlässt sie uns. Langsam treten meine Freundin und ich ans Bett, jede auf einer Seite. Normalerweise kann ich Abläufe ganz genau erzählen, aber jetzt beginnt eine Zeit, in der keiner mehr weiß, wie alles abläuft. Vorher und nachher verschieben sich. Wer was zu wem sagt, erzählt später jeder anders. Ich streichle meinem Liebsten am Arm. Dreißig Jahre waren uns geschenkt gewesen. Wie haben wir uns beide gewünscht, dass es noch einmal dreißig werden würden. Es gibt keine dreißig Jahre mehr, auch keine dreißig Tage, die letzte der dreißig Stunden ist längst angebrochen, und es gibt nicht einmal mehr dreißig Minuten. Vielleicht sind es noch dreißig Sekunden. Plötzlich sehe ich, wie er um seinen Mund weiß wird.

So viel hatte ich schon über das Todesdreieck gelesen, und jetzt ist es da. Ich frage meine Freundin: »Betest du mit mir noch ein Vaterunser?« Sie stimmt zu, und wir beginnen, gemeinsam das Gebet zu sprechen. Am Schluss angelangt, kommt mein Sohn herein. Ich sage zu ihm: »Hol die anderen!« Er sagt es meiner Freundin weiter, da er den Raum nicht mehr verlassen will. Meine Freundin denkt jedoch, ich hätte es zu ihr gesagt. Ein richtiges Durcheinander, aber wichtig ist der Effekt: Alle stehen wieder im Zimmer. Für mich existiert nur noch die Liebe meines Lebens. Wie gebannt schaue ich auf sein Gesicht und streichle seinen Arm immer weiter. Dreimal holt er tief Luft. Drei sogenannte Schnapper, dann weicht das Leben aus ihm. Im Beisein aller ist er von uns gegangen. Ganz sanft strömt der letzte Atemzug aus ihm. Meine Finger lege ich auf seine Halsschlagader, doch ich fühle keinen Puls mehr. Automatisch wandert mein Blick zur Uhr im Zimmer. Es ist vierzehn Uhr und zehn Minuten, am 25. Januar 2016.

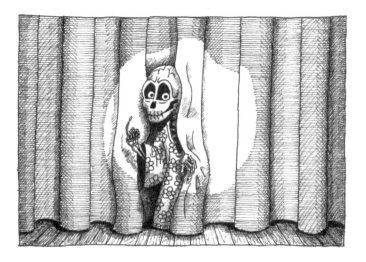

Danach

Wie ein verstörtes Huhn verlasse ich fluchtartig das Zimmer, um die Schwester zu suchen. Meiner Tochter weiche ich aus, obwohl sie mich nur zum Trösten in den Arm nehmen will. Ich muss wissen, ob ich richtig gespürt habe und mein Mann wirklich gestorben ist. »Es könnte ja sein, dass ich meine Finger nicht richtig platziert habe und er noch lebt.« Zum Glück finde ich den Pfleger am Ende des Flurs. Aufgeregt erzähle ich, was geschehen ist, und er folgt mir. Ich fühle mich wie in einer Achterbahn. Zuvorderst im Wagen und ich kann nicht aussteigen. Wir betreten den Raum und die Anwesenden teilen sich, sodass eine Gasse entsteht, durch die der Pfleger ans Bett tritt. Auch er legt die Finger auf den Hals. Wie er sich umdreht und mich anschaut, frage ich ihn: »Ist es wirklich vorbei?« Mit einem klaren »Ja« antwortet er mir. Wieder gehe ich nach draußen und zücke mein Handy. Wie in Trance beginne ich die verschiedensten Leute anzurufen, meinen Vater und die Geschwister sowie den Pfarrer. Während ich mein Handy terrorisiere, wird der Körper meines Mannes aufgebahrt. Mit viel Liebe haben der Pfleger und mein Bruder ihn auf ein türkisfarbenes Leinentuch gelegt. Es hat genau die gleiche Farbe wie mein T-Shirt, das ich heute zum ersten Mal trage. Wie einfühlsam vom Pfleger, so noch ein letztes Mal eine Verbindung zwischen meinem Mann und mir herzustellen. Da beim Umbetten ein wenig Speichel aus dem Mund von Orlando geflossen ist, wäscht mein Bruder ihm sein Gesicht. Ein letzter Liebesdienst! Eine Stütze wird um den Hals und den Kiefer gelegt, sodass dieser geschlossen bleibt. Ich betrete wieder das Zimmer und schaue auf die leblose Hülle. Er braucht sie jetzt nicht mehr. Unsere Liebe wird uns für immer verbinden!

Am 5. Januar hätte niemand von uns auch nur im Entferntesten daran gedacht, dass sein Leben nur noch zwanzig Tage dauern wird.

Der Pfleger verlässt das Zimmer, und wir beten gemeinsam das Vaterunser. Das Gebet, das ihm so viel bedeutet hat. Es ist das dritte Mal in den letzten Tagen, dass ich es ganz bewusst gebetet habe. Meine Schwägerin öffnet nun das Fenster, um die Seele ihres geliebten Drillingsbruders in den wundervollen Wintertag fliegen zu lassen. Eine schöne Geste. Sein Körper liegt auf dem Bett, dem Haus seiner Seele. Seine Seele hat das Haus verlassen, sie ist umgezogen in das Reich Gottes. Wenn wir im Leben umziehen, existieren wir an einem neuen Wohnort weiter. So wird die Seele auch an einem anderen Ort weiterleben. Lehrt uns doch die Physik, dass nichts verloren geht, sondern nur seinen Zustand verändert. So habe ich in der Schule doch noch etwas für das Leben gelernt.

Das Wissen und die wundervollen Vorstellungen helfen mir, die Hoffnung aufrechtzuerhalten, dass die Liebe alles überdauert und dass wir uns wieder einmal sehen werden. Doch diese Vorstellung, meiner Seele Zeit zu geben, um ein wenig zu heilen, wird es nicht geben, da die Realität ganz anders aussieht. Sie wird mich in den kommenden Monaten brutal auf den Boden zurückholen.

Zum Glück unterstützt mich meine Freundin beim Telefonieren, indem sie den Bestatter organisiert und auf der Bank anruft, dass wir es nicht mehr schaffen werden, zu den Geschäftszeiten bei ihnen zu sein. In der Zwischenzeit wird eine große Kerze vor der Tür aufgestellt. Die Schwester spricht mich an und unterbricht meine Trance: »Jemand sollte noch die Kerze anzünden. Wer wird es tun?« Ohne lange zu zögern, sage ich: »Ich werde es tun, da ich es meinen Kindern nicht zumuten möchte.« Es ist für mich kein Problem, diese Kerze anzuzünden, denke ich in diesem Moment noch. Die Schwester reicht mir die Zündhölzer. Ich entnehme eines aus der Schachtel und will es anzünden, da bricht schlagartig die Welt über mir zusammen, und die Schwester hält mich schluchzend in ihren Armen. Ich brauche mehrere Anläufe, bis ich es endlich schaffe, die Kerze zu entflammen.

Schlag auf Schlag

Nun verlassen nach und nach die meisten den Raum, und ich beginne mit dem Einpacken der wenigen Habseligkeiten, die sich bei einem Spitalaufenthalt ansammeln. Gerne würde mir meine Schwägerin beim Einpacken helfen, aber ich muss wissen, wo sich alles befindet. Langsam lege ich die Dinge in eine Tasche, bis alles verstaut ist. Zum Glück wird noch jemand von der Bank auf mich warten, damit ich das Familienbüchlein aus dem Tresorfach holen kann. Ja, und zum Glück konnte mein Mann mir noch die PIN sagen, sonst wäre alles für die Katz'.

Ich verabschiede mich von allen. Meine Schwägerin bleibt bei ihrem Drillingsbruder und wird Totenwache halten.

Auf der Fahrt nach Hause sinne ich den letzten Momenten nach. Es scheint so unwirklich. Ist das jetzt wirklich geschehen? Ich habe das Gefühl, als würde meine Seele keuchend den Ereignissen hinterherrennen und laut »Stopp! Stopp! Stopp!« schreien.

In der Tasche beginnt das Handy meines Mannes zu klingeln. Ich nehme den Anruf entgegen und schocke den Anrufer mit meiner Antwort: »Ich kann ihn dir nicht geben, da er gerade verstorben ist!«

Wieder aufgelegt, beschleicht mich ein eigenartiges Gefühl, und ich sage zu meiner Freundin: »Jetzt bin ich Witfrau!« Witfrau, wie fremd ist mir diese neue Bezeichnung meines Standes.

Endlich daheim! Ich eile ins Büro, um mir den Tresorschlüssel zu schnappen. Ein Spurt, und schon sitze ich wieder neben meiner Freundin im Auto.

Ich bin so froh, dass jemand bei der Bank auf mich wartet. Ab mit dem Lift nach unten in den Tresorraum. Das Schlüsselloch am Fach treffe ich noch, aber ich bin so aufgeregt, dass ich es einfach nicht aufbringe. Zum Glück gibt es da die Bankangestellte, die mir dabei behilflich ist, sodass ich doch noch zu meinem Familienbüchlein komme.

Ein Blick auf die Uhr sagt mir, dass es nur eine kurze Verschnaufpause daheim geben wird, bis der Bestatter kommt.

Acht Uhr, und es klingelt an der Tür. Der Bestatter ist da. Wir setzen uns an den Küchentisch, und er packt seine ganzen Unterlagen aus. Es gibt so viele Fragen zu beantworten. Welcher Sarg soll es sein und welche Urne? Wie soll er beigesetzt werden? Wie soll der Sarg ausgekleidet sein? Welche Kleider soll er tragen? Wann wird die Kremation sein, und wie lange wird man ihn dort aufbahren? Braucht es Blumen im Aufbahrungsraum oder sonst noch etwas? Zu welchen Zeiten kann man von ihm Abschied nehmen? Welche Todesanzeige soll es sein? Welcher Text und welcher Spruch sie zieren? Wie froh bin ich, dass mein Mann und ich das schon lange im Voraus besprochen haben. So kann ich nur noch seine Wünsche erfüllen. Der Bestatter verlässt uns, und mir schwirrt nur noch der Kopf. Mein großes Glück ist, dass meine Freundin am nächsten Tag beim Einsargen helfen wird. Dass sie dabei sein wird und ihm so den letzten Liebesdienst und die letzte Ehre erweisen wird, berührt mich zutiefst. Es ist auch für mich ein Liebesdienst, da ich den Körper meines Mannes in liebenden Händen weiß. So suche ich jetzt als Letztes für diesen Tag Schuhe, Socken, Unterwäsche und eine noch nie getragene Hose zusammen, um sie ihr mitzugeben.

Weiteres Planen

Am nächsten Tag geht es gleich weiter mit dem Planen der Abschiedsfeier. Da der Priester noch für eine Woche weg ist und selbst auch Zeit zum Besprechen und Planen braucht, habe ich doch ein bisschen Luft. Wie froh bin ich, dass ich drei Wochen Zeit dazu habe und nicht nur drei Tage. Mit meinen Kindern suche ich aus den Vorlagen der Todesanzeigen eine aus. Den Spruch hat noch mein Mann festgelegt. Da er einmal Novize bei den Kapuzinern war, war für ihn der Sonnengesang von Franziskus sehr wichtig.

> Herr, dich loben die Geschöpfe,
> dich, Gott, loben Raum und Zeit.
> Sieh, die edle Schwester Sonne
> Lobt mit ihrer Herrlichkeit,
> diesem Abbild deines Lichts –
> alle Schöpfung lobt den Herrn.
>
> Sonnengesang des Franziskus

Den Text für die Todesanzeige zu verfassen, ist nicht ganz so einfach. Wer wird vermerkt und in welcher Reihenfolge? Es soll sich ja keiner benachteiligt fühlen, sodass es zu dem schlimmen Ereignis noch beleidigte Gesichter auf der Feier gibt. Statt Blumen hat sich mein Mann Spenden an das Heim gewünscht.

Gut ist, dass wir mit dem Priester besprochen hatten, wie wir uns alles vorstellen, als mein Mann noch gelebt hat. Trotz allem gibt es noch so einiges zu besprechen. Zum Beispiel, um welche Zeit die Feier stattfinden wird, damit wir es auf der Todesanzeige vermerken können und der Bestatter im Bilde ist, wann und wo die Urne sein muss. Ebenso ist zu klären, wie die Feier in etwa ablaufen wird.

Während die Anzeigen gedruckt werden, bleibt keine Luft zum Atmen. In rasendem Tempo geht es weiter. Die genaue Planung läuft an. Da die Abschiedsfeier im Behindertenheim stattfinden wird, ist alles schon vor Ort. Mit dem Gärtner bespreche ich den Blumenschmuck. Mit der Chefin der Ökonomie spreche ich über das Essen, die Bestuhlung und welchen Blumenschmuck es auf den Tischen geben wird. Eine Freundin, die mit meinem Mann zusammengearbeitet hat, hilft mir dabei, den Raum für die Feier zu planen. Ein guter Freund wird die Feier mit seiner Musik umrahmen, und die Band des Heimes wird auch noch etwas zum Besten geben.

Einen Lebenslauf im herkömmlichen Sinn wird es nicht geben. Damit die Menschen mit einer geistigen Behinderung möglichst viel von der Feier verstehen, arbeiten wir mit Symbolen und Bildern. Für den Lebenslauf wird meine Tochter Bilder aus dem Leben ihres Vaters digital speichern und mein Sohn macht daraus eine PowerPoint-Präsentation. Dazu wird er auf der Feier aus seinem Leben erzählen.

Irgendwie staune ich über mich. Trotz des traurigen Anlasses komme ich immer mehr in das Gefühl, ein Fest zu organisieren. Es gleicht dem Gefühl, als ich seinen vierzigsten Geburtstag ausrichtete. Was könnte ich noch tun? Was würde ihm wohl gefallen? Worüber würde er sich freuen? In meinem Innern sehe ich seine strahlenden Augen und seinen lachenden Mund, dem ein lautes, freudiges »Viva, la Grischa« entweicht.

Ich selbst versuche, die Adressen der beiden Familien und der Freunde zusammenzusuchen. Obwohl ich von meinem Vater und den Geschwistern meines Mannes unterstützt werde, was das Zusammensuchen der Adressen anbelangt, muss ich sie doch noch selbst schreiben. Mit Adressklebeetiketten für den Computer und einem Kugelschreiber bewaffnet, mache ich mich ans Schreiben der Adressen. Es ist eine unwahrscheinliche Arbeit, rund einhundertvierzig Anschriften zieren die Etiketten am Schluss. Die Anzeigen werden geliefert, und die nächste Arbeit kann in Angriff genommen werden. Innenteil falten, ins Kuvert einschieben, Adresse aufkleben und den Briefumschlag verschließen. Ich fühle mich wie in der

Fabrik am Fließband. Mein Küchentisch ist vollkommen überfüllt, zum Essen gibt es hier keinen Platz mehr. Zum Glück kommt meine Freundin mit dem Auto vorbei und bringt die ganze Bagage zur Post, bei der sie alle Briefe noch abstempeln muss.

Aufregung

Der Tag ist da. Morgens um zehn Uhr fahren wir ins Heim, um zu sehen, ob alle Vorbereitungen nach Wunsch erledigt sind. Außer den Stühlen und dem Podest mit einem Tisch ist noch nichts da. Ich werde nervös und gehe von einer Ecke in die nächste. Draußen sehe ich die Blumen auf einem Wagen stehen. Die Freundin, die mich beim Bereitstellen und Schmücken des Tisches unterstützen soll, ist auch noch nicht da. Innerlich beginne ich zu fluchen. Wo ist denn der Beamer? Immer wieder schaue ich auf meine Uhr, als wenn ich dadurch die Freundin herbeizaubern könnte. Die Zeit bis dreizehn Uhr wird so schnell vergehen. Es ist zehn Uhr fünfzehn. Ich halte es einfach nicht mehr aus, greife zum Handy und wähle ihre Nummer. Sie geht ran und sagt: »Ich habe gedacht, dass ich um zehn Uhr dreißig da sein werde. Es ist doch noch genügend Zeit!« Mann, Mann, Mann, ich habe das Gefühl, dass die Zeit rast, und sie sagt einfach, es ist doch noch genügend Zeit. Ich glaube, ich spinne!

Aber tatsächlich, eine Viertelstunde später steht sie da. Wir stellen den Tisch in die linke Ecke des Podests. Rechts steht ein kleiner Bistrotisch, der mit einem weißen Tuch bedeckt und mit einem blauen Band zusammengebunden ist. Hier soll der Priester stehen. Die Mitte bleibt frei für eine Leinwand, auf der die Präsentation gezeigt werden soll. Den Tisch decken wir mit einem großen blauen Tuch ab, das aussieht wie Samt. Darauf kommt nun ein großes Bild meines Mannes, aber ohne schwarze Schleife. In meinem Herzen lebt er! Wir wollen feiern und ihm das Beste im Jenseits wünschen. Ein Abschiedsfest, als wenn jemand auf eine lange Reise geht.

Um elf Uhr betritt der Bestatter, wie abgemacht, den Raum mit der Urne. Sie ist wunderschön. Aus Holz gedrechselt, das einen

Hauch des Lebens versprüht und das nicht wie andere Urnen den Tod ausstrahlt. Ich nehme sie in Empfang. Meine Hände umschließen sie, und ich fühle das Holz. Hier ist nun, was mein Mann nicht mehr braucht: sein Körper in Form von Asche. Achtungsvoll stelle ich sie neben sein Bild. Jetzt werden wir die Dinge, die mein Mann so liebte, auf den Tisch legen. Snickers und M&M's dürfen für den »Schoggi-Tiger« nicht fehlen. Seine Taufkerze werden wir während des ganzen Festes brennen lassen, zum Zeichen, dass sein irdisches Leben beendet ist. Der Glaube war ihm immer sehr wichtig gewesen, sodass er sogar das Noviziat bei den Kapuzinern gemacht hat, bevor er sich zum Sozialpädagogen hat ausbilden lassen. Eine Flasche Wein muss auf jeden Fall auch da sein. Wie oft haben wir mit Freunden im gemütlichen Beisammensein Wein getrunken? Es machte ihn glücklich, wenn es einen Grund gab, eine Flasche zu öffnen. So werden wir diese im Anschluss, beim Essen, trinken. Jetzt fehlt nur noch der Zopf. Mein Mann war gelernter Bäcker und hat weit und breit den besten Zopf gemacht. Heute ist mein Sohn ein würdiger Vertreter. Er hat einen Zopf gebacken, der nun in der Küche in kleine Stücke geschnitten wird. Es wird keine Kommunion oder ein Abendmahl geben. Alle werden ein Stück des Zopfes bekommen und es in seinem Gedenken essen. Da kommt der Korb, und ich stelle ihn auf den Tisch. Schön! Auf dem Boden wird noch eine große Vase mit Wasser deponiert, da die Gruppe, in der mein Liebster gearbeitet hat, Rosen hineinstellen will. Das Ganze wird noch mit kleinen Osterglocken und Primeln in Gelb umrahmt. Es gefällt mir! Man hat das Gefühl von Auferstehung und nicht von Tod. Genau das will ich!

In der Zwischenzeit hängen meine Tochter und eine ihrer Freundinnen Fotos an eine Wand, wo das Essen stattfinden wird. Fotos, die ihren Vater in den verschiedensten Lebensabschnitten und Tätigkeiten zeigen. Es sind Bilder, die so viele wundervolle Erinnerungen wachrufen. Erinnerungen voller Lachen, Liebe und Zärtlichkeit.

Mein Sohn wiederum ist damit beschäftigt, mit dem Auto zwischen Heim und Bahnhof hin- und herzufahren, um die Leute abzuholen. Gerade trifft wieder ein Trupp ein. Darunter befindet sich der Pfarrer. Die Uhr zeigt gerade elf Uhr fünfzig. Noch eine Stunde bis zum Beginn der Feier. Der Priester und ich besprechen kurz den Ablauf der Feier. Viel gibt es nicht mehr zu erwähnen. Schriftlich und telefonisch wurde in den letzten Tagen alles besprochen.

Das Entree füllt sich immer mehr mit Menschen. Sie setzen sich oder stehen noch in kleinen Gruppen zusammen. In mir steigt die Spannung, ich werde immer nervöser. Wo bleiben nur die jüngsten Brüder von Orlando und ihre Familien? Mein Adrenalinspiegel hebt sich stetig, und ich schwebe wie auf einer Wolke zwischen den vielen bekannten Gesichtern umher. Hier grüße ich und da grüße ich, zwischendurch den Blick immer wieder aus den Fenstern schweifen lassend.

Endlich kommt ein Anruf! Sie stehen im Stau! Was jetzt?

Ich eile zum Pfarrer und frage ihn, was wir tun sollen. Er antwortet mir ganz ruhig: »Wir warten!« Wie schön, dass die Zeit nicht fix ist und wir warten können. Um die Leute zu beruhigen, teile ich ihnen mit, dass wir auf die jüngsten Brüder meines Mannes warten müssen, da das Verkehrsaufkommen unwahrscheinlich groß ist und es überall immer wieder Stau gibt.

Kurze Zeit später kommt wieder ein Anruf, diesmal von einer Cousine. Sie hat eine Autopanne und wird es wohl erst zum Essen schaffen.

Obwohl es Mitte Februar ist, ist die Temperatur für diese Jahreszeit mild. So können die Leute auch ab und zu vor die Tür, ohne Angst haben zu müssen, den Anfang zu verpassen.

Die Minuten dehnen sich trotzdem sehr in die Länge. Endlich sehen wir, wie sich Autos dem Eingang nähern, und meine Kinder und ich begeben uns nach draußen, um die letzten Gäste in Empfang zu nehmen. Das Erstaunen derjenigen, die zu spät gekommen sind, ist groß, dass die Feier noch nicht ohne sie angefangen hat, und die Freude ist umso größer, dass sie jetzt von Anfang an dabei sein können.

Abschiedsfeier

Die Feier kann beginnen!

Leise entlockt der Pianist dem Klavier traurig-melancholische Klänge. Dem gegenüber stehen die gelb leuchtenden Osterglocken und Primeln. Es ist, als wenn sie rufen würden: »Auch wenn es jetzt noch Winter ist, der Frühling kommt gewiss, und wir sind dabei. Freut euch, er ist jetzt an einem herrlichen Ort, wo es keine Kälte und keine Schmerzen mehr gibt, sondern nur noch Glückseligkeit.«

Zum Einstieg liest der Priester das Gedicht »Die Stufen« von Hermann Hesse vor. Dann folgt die Begrüßung in einfühlsamen Worten, die zeigen, dass er uns kennt. Einen langen Weg unseres Lebens hat er uns begleitet: Bei Orlando als Novizenmeister, als er uns getraut, die Kinder getauft, das Haus gesegnet hat und bei vielen Essen, die mit Humor, Lachen und ernsten Gesprächen gespickt waren.

Die Band des Heims beginnt jetzt unter ihrer Musiklehrerin zu singen und zu musizieren. Fröhliche Musik, wie sie hier geliebt wird, von lebensfrohen, gefühlvollen, liebenswerten Menschen. Menschen, die von außen als nicht normal gelten, aber wenn man ihre Seelen kennt, weiß man, dass diese uns sogenannten Normalen oftmals bei Weitem überlegen sind. So entlocken sie ihren Instrumenten und Kehlen Töne, die nicht immer ganz rein sind, aber mit einer Liebe und Inbrunst erzeugt werden, dass sie uns im Innersten berühren.

Eine kleine Überleitung lässt meinen Sohn wissen, dass jetzt seine schwere Aufgabe gekommen ist. Anhand der Fotos, die meine Tochter digitalisiert hat, erzählt er den Lebenslauf. Schöne und lustige Bilder wechseln sich ab und zeigen, was ihrem Vater am wichtigsten gewesen war. Sein Leben war die Familie. Seine Ursprungsfamilie, mit Eltern und Geschwistern, seine eigene Familie, mit seinen Kindern und mir, sowie seine Heimfamilie mit allen Bewohnenden.

Es ist ein Lebenslauf der besonderen Art. Alle verstehen, was hier gesagt und gezeigt wird. Jeder erlebt seine eigenen Gefühle in den gesehenen Situationen.

Ich bin so stolz auf meinen Sohn. Er tritt auf die Bühne und beginnt mit fester Stimme über seinen Vater zu erzählen. Mit viel Humor und Witz, sodass sein Vater auf ihn stolz gewesen wäre. In dieser Fahrt durch die Zeit beginnen die Anwesenden, verstohlen zu schmunzeln.

Jetzt folgt ein Bewohner mit seiner Gitarre und seinem Lied. Die ersten Töne erklingen, und wir hören verblüfft den Song »Gummiboum«. Er passt so gar nicht! Aber das war Orlando! Wer ihn kannte, wusste, dass er korrekt, vertrauensvoll, ein Mensch mit Tiefgang war. In der Familie konnte er jedoch zur Hochform auflaufen. Sein Witz kam immer dann, wenn man ihn nicht erwartete, und sorgte stets für ein Lachen, das bei den Anwesenden Schreien, Atemnot und Tränen auslösen konnte. Ja, sein Lachen war sein Markenzeichen, und wer es nie gehört hatte, der kannte ihn nicht.

Während des Liedes hört man immer wieder Lachen. Orlando hätte sicher mitgelacht! Ja, und man fühlt richtig, wie die Stimmung gelöst ist und alle in Erinnerungen schweben.

Die Stimme des Priesters unterbricht die Gedanken und leitet einen neuen Abschnitt ein. Mit der Geschichte von der Brotvermehrung zeigt er uns auf, wie wir alle genug haben, wenn wir teilen. Orlando hat leidenschaftlich gerne Brot gebacken, besonders Zopf. Der Zopf war im Freundeskreis als der beste, den es weit und breit gab, bekannt. Der Korb mit den Zopfstückchen beginnt, zwischen den Gästen zu zirkulieren, und jeder nimmt sich ein Stück. Genüsslich essen wir das Stück, das mit Erinnerungen an Orlando angefüllt ist – gleich wie die Erinnerung an Jesus beim Abendmahl.

Die Gefühle des Lebens, die uns immer mehr anfüllen, werden von der Stimme des Pianisten, der von seiner Frau begleitet wird, noch gesteigert. Er singt den Sonnengesang von Bruder Franziskus, der das Leben von Orlando so geprägt hat.

So wechseln sich Texte und Klavierspiel weiter ab.

Die Feier nähert sich dem Ende, und wir sprechen das Vaterunser. Wie oft habe ich es in den letzten Tagen ganz bewusst gesprochen?

Im Spital, noch zu zweit, auf dem Bett sitzend. Vor uns der Priester, der uns die heilige Kommunion spenden wird. Vor und nach dem Tod, am Bett meines Mannes, und jetzt bei der Abschiedsfeier.

Für mich werden diese vier Momente in Zukunft mit diesem Gebet verbunden sein.

Am Schluss kommt noch der Segen, und dann stellen sich die Musikanten der Band wieder auf. Sie spielen ein fröhliches Lied mit Klavier, Gitarre, Schlagzeug und vielen verschiedenen Rasselinstrumenten. Danach setzt der Gesang ein. Es ist ergreifend.

Plötzlich kommen von hinten die Bewohnenden, die in der Gruppe leben, mit der mein Mann gearbeitet hat. Jeder trägt eine Rose in der Hand. Langsam bewegt sich die Schlange auf die Vase am Gedenktisch zu. Eine einzigartige, würdevolle Prozession. Hollywood hätte es nicht besser gekonnt. Alle Anwesenden sitzen wie gebannt auf ihren Plätzen. Sie berühren alle unsere Herzen, und plötzlich weint der gesamte Saal.

Essen

Es ist vorbei. Die Leute stehen auf. Ich wechsle hier und da ein paar Worte.

Plötzlich kommt der Mann, für den Orlando die Bezugsperson war, auf mich zu. Er ist groß und breit, ein Fels, in dessen Brust ein weiches Kinderherz pocht. Er legt seine Arme um meinen Hals und fängt an, hemmungslos zu weinen. Wer in diesem Beruf arbeitet, weiß, dass es immer eine Gratwanderung zwischen Nähe und Distanz ist. Doch in diesem Moment fühle ich, dass ich ihn fest in meine Arme schließen und trösten muss. Es ist für mich ein bewegender Moment, diesen großen Mann weinend in meinen Armen zu halten und den Schmerz seiner Seele zu spüren.

Das Essen ist fantastisch, und alle Gäste fühlen sich wohl. Zum Glück ist meine Psychiaterin auch dabei, und ich kann neben ihr sitzen. So fühle ich mich sicher und gut aufgehoben. Gespräche, die von vielen Erinnerungen geprägt sind, begleiten die Mahlzeit.

Bevor sich jeder wieder auf den Heimweg macht, darf er noch ein Bild von Orlando in den verschiedensten Lebenssituationen mit nach Hause nehmen.

Trauer

Jeder trauert anders, aber manchmal ist es richtig abartig. Da gibt es denjenigen, der ganz still wird, der wie erstarrt ist und bei dem die Gefühle wie eingefroren sind. So geht es mir und meinen Kindern. Manchmal sitze ich nur da und frage mich: »Was ist mit dir los? Wo sind deine Gefühle? Hast du ihn wirklich geliebt, wenn du jetzt nichts fühlst?« Diese Gedanken begleiten mich, obwohl es damals vor zwanzig Jahren bei meiner Mutter genau gleich war. Wir waren froh, dass sie gehen durfte und dass sie nicht noch ihre letzte Zeit in einem Heim verbringen musste, weil wir nicht mehr in der Lage waren, sie zu betreuen. Mein Vater, weil er arbeiten musste, und ich, weil sonst meine Familie zerbrochen wäre.

Nach ein paar Monaten kam die Trauer dann doch, und ich konnte endlich weinen. Oft wartete ich, bis mein Mann bei der Arbeit war und meine Kinder im Bett, dann legte ich los und gab mich meiner ganzen Trauer hin.

Ich verlasse mich auf meine Erfahrungen. Jetzt könnte ich die Trauer sowieso nicht gebrauchen. Wer würde sonst den ganzen administrativen Kram erledigen? Es ist so viel, dass man gar nicht zum Denken kommt.

Dann gibt es die anderen, die in eine Depression fallen. Unfähig, etwas zu tun. Alles ist blockiert und in einen grauen Schleier gehüllt. Sogar das Essen wird vergessen, und Gedanken, nicht mehr ohne den anderen weiterleben zu können, spuken im Kopf herum.

Weiter gibt es diejenigen, die ihre Trauer auf Facebook breittreten. Ja, damit möglichst viele sagen, wie arm sie doch dran sind. Ich kann das nicht, darum habe ich auch nie etwas geschrieben. Da werden Dinge gepostet, bei denen greife ich mir nur an den Kopf.

»Nichts ist schmerzhafter, als zuzuschauen, wie jemand am Ende seines Lebens ist, ausgelöst durch Krebs. Man versucht, es gut aussehen zu lassen, aber nach der Chemo weiß man, dass die Person psychisch verändert und in Schock ist. Ich weiß, dass viele von euch nichts um diese Nachricht geben, weil der Krebs euch nicht erwischt hat. Viele wissen nicht, wie es ist, für einen geliebten Menschen gekämpft zu haben, der anschließend den Kampf gegen den Krebs verloren hat.«

Wer hat zugesehen? Als mein Mann krank zu Hause lag, hat es niemand gesehen. Außenstehende haben höchstens mit ihm telefoniert, und da hat er alles bagatellisiert. Erst als er im Krankenhaus war, konnten sie es sehen, aber auch zu diesem Zeitpunkt versuchte er, die anderen noch zu trösten.

Ich war da und versuchte, ihm das Leben so angenehm wie möglich zu machen. Ich sah, wie er litt. Ich hatte solche Angst um ihn, dass mir dreimal die Haare ausfielen. Trotz allem gingen wir gemeinsam den Weg, und ich kann sagen: »Es war schön mit dir, ich bin dankbar für diese Zeit.« Er war auch nicht psychisch verändert und unter Schock. Wenn wir eine Hiobsbotschaft erhalten hatten und zeitweise unter Schock standen, hat das niemand gesehen. Mein Mann hat sich nicht psychisch verändert. Die Lebensansicht hat sich verändert. Was ist wirklich wichtig? Zu sehen, dass das Leben, obwohl es nur kurze sechsundfünfzig Jahre dauerte, doch schön war. Die Essenz des Lebens zu finden und zu erkennen, dass die Qualität und nicht die Quantität wichtig ist. Ja, und zuletzt ist es wichtig, sich mit dem Tod anzufreunden. Auf ihn zu warten, in innerem Frieden. Wer hat für meinen Mann gekämpft? Ich muss mir das Lachen verkneifen. Nur mein Mann selbst hat gekämpft, weil er leben wollte. Er hat die vielen Nebenwirkungen der Chemo tapfer ertragen. Wir alle konnten ihn nur auf seinem Weg begleiten, aber gekämpft hat keiner von uns.

Ja, und dann die Letzten, die sich wie orientalische Klageweiber benehmen, die sich über die Gefühle der anderen hinwegsetzen, nur weil es ihnen guttut.

So muss ich erleben, dass jemand meinem Mann noch nach seinem Tod und nach der Abschiedsfeier Nachrichten über WhatsApp schickt, obwohl ich das Handy nur für Leute betreue, die noch nichts von seinem Tod wissen. Das ist dann doch zu viel!

Wir sollten bedenken, dass jeder anders trauert. Alle sollten auch so trauern dürfen, wie es ihnen guttut. Jedoch sollten Achtung und Rücksichtnahme gegenüber den anderen stets gewahrt werden. Alle Trauernden sind sehr verletzlich, und keiner hat das Recht, die Trauer und den Schmerz eines anderen durch rücksichtslose Aktionen zu vergrößern, nur weil es ihm gerade guttut.

All diese Arten, zu trauern, unter einen Hut zu bringen, ist nicht gerade einfach. Man steht sich doch sehr nahe. Keinen zu verletzen und trotzdem so zu trauern, wie es für jeden Einzelnen stimmt, braucht den Willen, auf die anderen Rücksicht zu nehmen, und Fantasie.

Lautes Trauern wie ein Klageweib zeigt sich nach außen. Man will Bestätigung, wie arm man doch ist, dass man einen geliebten Menschen verloren hat. Sprechen unter vier Augen hilft dabei, dies zu verarbeiten und loszulassen. Schlussendlich muss ich aber selbst mit meinen Gefühlen klarkommen. Da kann mir keiner helfen. Ein Gespräch im stillen Kämmerlein mit dem Verstorbenen, im Wissen, dass er dich hört, oder das Schreiben eines Briefes an ihn, stellt wieder Nähe her. Als wenn er auf eine lange Reise gegangen ist und wir uns über kurz oder lang wiedersehen werden. Diese Vorstellung und der Glaube sowie die eigene Erfahrung, dass es nach dem Tod weitergeht, haben mir geholfen, den Schmerz zu verringern, sodass es sich damit leben lässt.

Ich bin kein Fachmann, oder besser gesagt, keine Fachfrau, ich kann nur aus meinen eigenen Erfahrungen mit dem Tod sprechen.

Trauer im Laufe des Lebens

Im Laufe meines Lebens hat sich die Art, zu trauern, stark verändert. Wer kennt dies nicht?

Onkel Florian

Mit sechs Jahren bin ich bei meiner Patin in den Ferien. Im selben Haus wohnen noch zwei ledige Halbschwestern und eine weitere Halbschwester, die verheiratet ist. Diesen Onkel, um sieben Ecken mit mir verwandt, mag ich sehr. Für mich ist er schon sehr alt und aus meiner Perspektive groß und hager. Oft sehe ich ihn beim Frühstück, vor sich eine große Schale Milchkaffe und darin schwimmen viele Brotbrocken. Das Besondere daran ist aber, dass er immer noch ein großes Stück Butter hinzufügt. Für mich ist es etwas absolut Ungewöhnliches. Dieser Gedanke lässt mich auch heute noch schmunzeln. Etwa eine Woche nach meinen Ferien erfahre ich, dass er verstorben ist. Ich renne in mein Zimmer und werfe mich schluchzend auf mein Bett. Ich fühle es noch heute wie damals. Eine Welt bricht über mir zusammen. Er hat mich verlassen. Er wird nie wieder meine Hand halten. Dieses hemmungslose Schluchzen auf meinem Bett hätte einen Stein erweichen können. Allein lag ich da und versuchte, mit meinem Schmerz klarzukommen. Man spricht nicht darüber. Es ist einfach so. Klappe zu, Affe tot, Schluss, aus, Ende.

Oma und Opa

Mit zehn Jahren verliere ich Opa und mit fünfzehn Jahren Oma, die Pflegeeltern meines Vaters.

Ich liebe beide auch sehr, aber sie leben in Deutschland, und ich habe sie nicht oft gesehen. Die Nachricht vom Tod des Opas kommt überraschend, ist er doch die Dachbodentreppe hinuntergefallen und hat sich das Genick gebrochen. Es ist ein Schock. Bei Oma ist es anders. Die Pflege durch meine Tante zu Hause wird immer anstrengender. Sie ist dement und der Tod erlösend. Auch hier gibt es nur die Nachricht. Was ich mir genau unter Tod vorstellen soll, weiß ich auch hier nicht. Das Thema ist abgehakt, und man geht wieder zu den alltäglichen Dingen über.

Freundin

Mit siebzehn Jahren habe ich eine Freundin an der Berufsschule. Eines Tages frage ich sie, ob sie mit mir einen Schreibmaschinenkurs besuchen möchte. Sie lehnt jedoch ab, und ich denke so bei mir: »Sie wird wohl genug Abwechslung haben!«

Einige Zeit später erfahre ich, dass sie einen Selbstmordversuch unternommen hat. Es ist nicht der erste und man hat sie zum Glück gefunden.

Viele Abende verbringe ich bei ihr. Das Schlimmste für mich ist, am Ende unseres Treffens das Haus zu verlassen. Nie weiß ich, ob sie nach meinem Weggehen doch noch eine Dummheit macht.

Die angespannte Situation lässt unsere Freundschaft zerbrechen.

Am meisten schockiert es mich, als ich mit dreißig von ihrer Schwester erfahre, dass sie an einem Hirntumor verstorben ist. Zu einem Zeitpunkt, an dem sie ihr Glück gefunden hat und ein Mann und zwei kleine Mädchen sie zu Hause vermissen.

Mein Großvater

Wir fahren zu meinen Großeltern, und unsere Mutter sagt zu uns: »Benehmt euch anständig, es kann sein, dass ihr den Großvater zum letzten Mal sehen werdet.«

Obwohl ich achtzehn Jahre alt bin, löst es nicht viel aus. Diese Nachricht ist irgendwie unrealistisch in meinen Augen. Nach unserem Besuch muss er in der kommenden Woche ins Krankenhaus. Er ist zwei Wochen dort und stirbt. Auf der Beerdigung bin ich wie versteinert. Ich funktioniere einfach nur noch. Der Damm bricht erst, als wir am Grab stehen und die Blasmusik »Ich hatte einen Kameraden« spielt. Wie oft habe ich es schon selbst gespielt. In diesem Moment stürzen die Tränen sintflutartig aus meinen Augen.

Beim Essen ist es für mich unverständlich, dass sich die Leute in diesem traurigen Moment lustige Geschichten erzählen können und immer mehr gelacht wird. Als Erklärung erhalte ich die Antwort: »Das ist so! Das Leben geht weiter, und man versucht, sich an die schönen Dinge zu erinnern!«

Meine Großmutter

In den Jahren zwischen dem Tod meines Großvaters und dem meiner Großmutter habe ich mich viel mit dem Thema »Tod« auseinandergesetzt. Der Glaube an ein Weiterleben hilft mir, obwohl ich sie stark vermisse.

Verlust eines Kindes

Zwischenzeitlich sind zehn Jahre vergangen. Jahre mit Hochzeit und der Geburt meines Sohnes. Jetzt bin ich wieder schwanger und verliere das Kind in der zehnten Woche. Ich habe das Gefühl, dass die Welt untergeht. Der Wunsch, die Freude, dieses Glück endet in einem Schock. Bis jetzt waren alle Tode, die ich erlebt hatte, mit einer gewissen Distanz verbunden. Die Menschen waren schon in einem Alter, in dem der Tod näher rückt. Den Verlust eines Kindes, zu welcher Zeit auch immer, empfindet man als sinnlos. Man kann es nicht fassen, und es fühlt sich an, als würde ein Teil des Herzens herausgerissen werden. Das Loslassen wird unendlich schwer. Es ist egal, dass ich an ein Weiterleben glaube. Der Kummer überrennt mich, und die Tränen fließen endlos.

Meine Mutter

Durch ihre Krebserkrankung darf ich sie begleiten. Es ist eine bereichernde und schöne Zeit, sodass ich mit ihr Frieden schließen kann. Ihr Tod ist für die gesamte Familie eine Erleichterung, da sie nun nicht mehr leiden muss. Noch heute ist sie für mich sehr präsent. Ich habe das Gefühl, dass sie in meiner Nähe ist, auch wenn ich sie nicht sehe. So habe ich jeden Verlust aufgearbeitet, und meine Geliebten begleiten mich durch den Alltag.

Nahtoderlebnis

Mit zweiundvierzig habe ich ein Nahtoderlebnis. Dieses Erlebnis bestätigt meinen Glauben, dass es nicht zu Ende ist. Weiter ist es für mich einfach nur wundervoll, diese Liebe zu erleben, sodass sich mein Verstehen um den Tod noch einmal auf eine beglückende Weise veränderte.

Mein Schwager

Da mein Schwager an »Chorea Huntington« erkrankt ist, beschließt er, sein Leben mit »Exit« zu verlassen. »Chorea Huntington« ist eine schwere Erbkrankheit, bei der man nach und nach die Kontrolle über seine Nerven verliert. Es kommt zu spontanen Bewegungen, und man wird dement.

Obwohl wir seinen Entschluss sehr gut verstehen können, ist die Mitteilung doch wie ein Schock. Wir wissen das Datum und die Zeit. Eine Kerze brennt auf dem Tisch, und wir sind in Gedanken bei ihm und der Familie.

Es ist ein komisches Gefühl, den Zeiger der Uhr zu verfolgen und von einem Moment auf den anderen zu wissen, dass er jetzt tot ist.

Mein Mann

Wer glaubt, dass ich durch meine Erlebnisse nicht mehr trauere, der irrt. Ich vermisse meinen Mann immer noch. Seine Wärme, seine Nähe, seine Liebe fehlen mir. Doch das ist mein Ego, weil ich ihn nicht mehr habe. In meinem Herzen bin ich jedoch glücklich, da ich weiß, dass es ihm gut geht. Dass er keine Schmerzen mehr hat und dass er das hat, was ich in meinem Nahtoderlebnis erfahren durfte. Diese Gewissheit erfüllt mich mit einer tiefen Dankbarkeit. Ich liebe ihn so sehr, dass ich ihm nichts mehr wünschen kann.

Verstreuung

Der Tag der Verstreuung rückt immer näher. Die Urne mit den wenigen Überresten von Orlando steht nun schon ein paar Monate in seinem Büro. Ich bin erstaunt, dass es mich nicht gestört hat. Die Urne ist aus Holz gedrechselt und »tötelet« , wie wir sagen würden, überhaupt nicht.

Heute, Pfingsten, ist es so weit. Wir machen uns alle bereit. Ich hole die Urne aus dem Büro. Gemeinsam machen wir uns auf den langen Weg in den Kanton Graubünden, in die *Viamala-Schlucht*. Es war sein Wunsch gewesen, dort seine letzte Ruhe zu finden – in seiner Heimat. Wie gut, dass wir vorgängig über all diese Dinge gesprochen haben. Es vereinfacht so vieles. Ich muss mir nicht immer überlegen, ob ihm das gefallen würde oder ob es ihm recht sei. Bei Thusis treffen wir auf die engsten Verwandten und Freunde. Im Konvoi fahren wir in die Schlucht. Zuerst wollen die Brüder ihn unten auf dem Aussichtspodest entlassen. Die Kosten, um in die Schlucht zu gehen, werden uns großzügig erlassen, da die Ticketverkäuferin es für einen wundervollen Gedanken hält. Ich kann jedoch nicht mitgehen, da es zu viele Treppenstufen sind. Auch die Älteren können nicht mit. Wir sehen jedoch, dass unten Leute stehen und entschließen uns, das Ganze auf die alte Steinbrücke zu verlegen. So können alle dabei sein. Es ist ein wundervoller mystischer Ort. Der Wind kommt auch noch von der richtigen Seite, sodass die Asche niemanden behelligen wird. Ich habe einen kleinen Rosenstock gekauft, um ihn nach unten zu werfen. Mein Sohn findet das keine gute Idee. So schneiden wir jede einzelne Rose ab, und jeder der Anwesenden darf eine werfen.

Wir haben beschlossen, dass meine Tochter und mein Sohn gemeinsam die Urne ausleeren werden. Es gibt da nur noch einen

Wunsch, den Orlando hatte und der zu erfüllen wäre. Er wünschte sich, dass ich das »Ave Maria« von Gounod singen werde. Den ganzen Tag hat mich dieser Gedanke schon begleitet. An der Abschiedsfeier hat es nicht gepasst. Und heute? Kann ich es oder kann ich es nicht?

Beim Öffnen des Verschlusses stehe ich daneben, und plötzlich fühle ich, dass ich die Kraft habe. Ich sage zu meinem Sohn ganz leise: »Ich werde es tun!« So trete ich zurück und beginne zu singen. Meine Kinder öffnen die Urne, und die Asche gleitet in einer Wolke nach unten. Meine Kehle beginnt, sich langsam zuzuschnüren, und Tränen steigen in meine Augen. Ich bündle all meine Kraft, um das Lied, einem Schrei gleich, gegen den Himmel zu beenden.

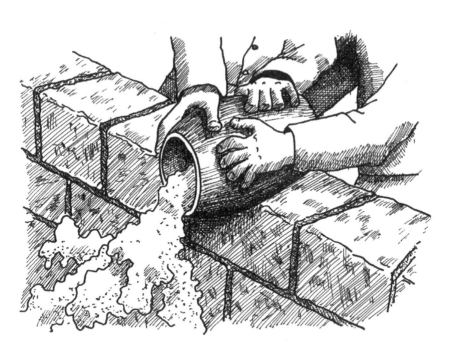

Schwiegervater

Als wäre das nicht alles schon genug gewesen, stirbt eine Woche später auch noch mein Schwiegervater. So steht erneut eine Verstreuung an. Dieses Mal auf einer kleinen Waldlichtung, auf der er immer Pilze gesammelt hat. Hier graben die Kinder ein kleines Loch und die Asche wird hineingeleert. Wie anders war es doch als bei Orlando. Aber es hat zu meinem Schwiegervater gepasst!

Eine schöne Erfahrung. Egal, wie der Abschied geschieht, er muss zur verstorbenen Person passen.

Nichts trennt uns mehr

Ich kehre zurück an die Orte,
wo wir uns begegnet sind,
und du bist wieder da.

Ich gehe die Wege,
die du gegangen bist.
Du gehst wieder mit mir.

Ich freue mich an dem,
was dich weiterhin erfreut hätte.
Ich sehe dich mitlächeln.

Ich gehe den Spuren nach,
die du hinterlassen hast
und begegne dir immer wieder.

Nichts kann uns trennen,
weil uns so viel verbindet.

(Klaus Huber)

Teil III

Administration

Bank

Wer denkt, mit dem Tod sei alles vorbei, der irrt sich gewaltig. Ja, für Außenstehende hat es mit der Beerdigung ein Ende. Für die Nächsten aber bei Weitem nicht. Es ist nicht nur die Planung der Abschiedsfeierlichkeiten, nein, das Administrative ist unermesslich. Besonders für eine Witfrau, die nicht arbeitsfähig ist.

Vor der Versiegelung führt mich mein Weg zur Bank. Ich will mich erkundigen, wie das mit dem Sperren der Konten funktioniert. Irgendwie muss ich ja leben und auch die Rechnungen bezahlen. Ich hebe immer nur so viel Geld ab, wie ich gerade in der nächsten Zeit brauche. Daheim will ich nur das Nötigste haben. Der Filialleiter erklärt mir alles genau. Die Konten laufen auf den Namen von Orlando, und obwohl ich auch die Zugriffsberechtigung habe, werden sie gesperrt. Ich brauche jedoch keine Angst zu haben. Hier bei meiner Bank bekomme ich immer so viel Geld, wie ich auch bisher bekommen habe. Das heißt keine Großbeträge, sondern so viel, dass es mir für das tägliche Leben reicht. Wenn ich mit meinen Rechnungen komme, werden sie diese prüfen und auch bezahlen. Viel einfacher ist es natürlich, wenn ich diese über E-Banking bezahle.

Ich verlasse das Gebäude sehr erleichtert. Das ist sehr gut. Dann werde ich die Bankangelegenheiten erst am Schluss erledigen, was sich als falsch erweisen wird.

Bei der zweiten Bank, auf der wir unsere Ersparnisse haben, wird das Konto gesperrt, und ich werde keinen Cent bekommen.

Versiegelung

Die Versiegelung muss innerhalb von sieben Tagen nach dem Tod erfolgen. Hierzu kommt ein Beauftragter der Gemeinde, um das Inventar aufzunehmen. Man muss wahrheitsgetreue Angaben über alle Werte machen: Bankbüchlein, Hypotheken, Legate, Schuldscheine, Vorerbe, Sammlungen, Schmuck, Testament usw.

Dazu kommen die Angaben über alle erbberechtigten Personen.

Die Bankbüchlein werden gesperrt, und man kann je nach Bank nichts mehr abheben, auch wenn sie auf beide Namen laufen.

Deshalb ist es nötig, dass der Hinterbleibende, wenn er nicht arbeitstätig ist und kein eigenes Konto besitzt, das nur auf seinen Namen lautet, möglichst schon vorgängig oder sogleich nach dem Tod, noch vor der Versiegelung, ein neues eröffnet. Dieses Konto sollte mindestens 6.000 Franken enthalten, weil das Geld mindestens für ein halbes Jahr für Essen und Sonstiges reichen sollte. So lange kann das Prozedere der Versiegelung und Erbabklärungen gut und gerne dauern.

Renten beantragen

Der nächste Schritt ist die Beantragung der Renten. Bei der Witwenrente der Pensionskasse ist es nicht so schwierig, weil mich hierbei der Arbeitgeber unterstützt. Wäre ich schon pensioniert, müsste ich dort anrufen und den Tod meines Mannes melden, um die Umwandlung der Rente in eine Witwenrente zu beantragen.

Für die Witwenrente der AHV muss ich auf die Gemeinde. Da ich länger als fünf Jahre verheiratet bin, habe ich ein Anrecht auf sie.

Weil ich nicht arbeiten kann, bin ich froh, dass ich diese Renten bekomme, sonst müsste ich aufs Sozialamt.

Ich muss auch einen neuen Anlauf mit einer IV-Abklärung starten, weil ich mit einer IV-Rente mehr Geld als mit der Witwenrente bekomme. Wenn man behindert ist, bekommt man nur eine IV-Rente, die einer Vollrente entspricht, oder eine Witwenrente, je nachdem, welche höher ist. Eine Frau, die vollständig arbeitsfähig ist, bekommt die Witwenrente zusätzlich.

Ich muss natürlich auch mein Konto angeben, wohin die Renten überwiesen werden können.

Nach einigen Tagen bekomme ich einen Brief, dass das Geld nur auf ein Konto mit meinem Namen überwiesen werden könne.

Also gehe ich wieder auf die Bank und eröffne ein neues Konto, auf das meine Guthaben überwiesen werden sollen. Daraufhin gehe ich wieder auf die Gemeinde. So habe ich das Pferd am Schwanz aufgezäumt, und keinen hat es interessiert, dass ich ein paar Wege mehr machen musste.

Abmelden

Da bei mir nur eines nach dem anderen geht, beginne ich mit dem Abmelden. Was da so alles zusammenkommt, glaubt man kaum. Da gibt es Zeitschriften, Vereine, Begünstigte, denen ich sagen muss, dass er verstorben ist und dass ich die Spende aber auf meinen Namen weiterführen möchte. Krankenversicherung und das Handy-Abonnement sind nicht zu vergessen. Bei einigen Dingen geht es ganz einfach mit einem Telefonanruf und bei anderen frage ich mich, ob ich neben Sterbebescheinigung gleich noch eine Aschenprobe mitliefern muss. Besonders das Handy-Abonnement wird kompliziert, und sie treiben mich beinahe zur Weißglut. Ein Abo ist so schnell abgeschlossen, egal an welchem Tag, aber das Auflösen geht nur zum Ende eines Monats.

Zum Glück kann ich mein Haus behalten und brauche nicht umzuziehen. Bei einer alleinstehenden Person muss man jedoch noch an die Kündigung der Wohnung denken. Dort gilt es, die Kündigungsfrist einzuhalten oder einen Nachmieter zu finden, da der Mietvertrag einfach auf die Erben übertragen wird.

Lebensversicherung

Die Lebensversicherung ist eine ganz spezielle Sache. Es ist für mich verständlich, dass sie eine Sterbebescheinigung brauchen, sonst könnte ja jeder kommen und sich an das Geld machen. Die Versicherungsagentin besucht mich zu Hause, und ich gebe ihr die »Ärztliche Todesbescheinigung« und die beglaubigte »Bestätigung der Anmeldung eines Todesfalles« des Zivilstandsamtes. Nach einiger Zeit bekomme ich von ihr einen Anruf. Meine Bescheinigungen reichen nicht aus, sie brauchen die »amtliche Todesbescheinigung«. Was soll das? Das Ganze verwirrt mich sehr. Die »Bestätigung der Anmeldung eines Todesfalles« des Zivilstandsamtes ist ja offiziell und mit einem Stempel beglaubigt. Ich rufe beim Bestatter an und frage ihn, was ich tun soll, da die »amtliche Todesbescheinigung« nämlich wieder etwas kostet. Er macht mich darauf aufmerksam, dass ich doch noch das Familienbüchlein habe, das auch von offizieller Stelle, sprich vom Standesamt, abgestempelt ist. Also rufe ich wieder bei der Versicherung an. Die Versicherungsagentin verbindet mich weiter mit ihrem Chef und merkt an: »Sagen Sie es ihm selbst, weil er mir sowieso nicht glaubt!« Also spreche ich mit ihm. Auf meinen Hinweis, dass ich noch eine Kopie des Familienbüchleins habe und dass das auch eine offizielle Bestätigung sei, meinte er nur: »Da muss ich zuerst an höherer Stelle nachfragen!« Mein Gott! Brauchen die noch eine Aschenprobe? Wieder vergehen einige Minuten, und das Telefon klingelt aufs Neue. Ich höre seine Stimme: »Das Familienbüchlein reicht!« Ich atme auf und erwidere ihm: »Dann schicken Sie Ihre Agentin vorbei, ich habe die Kopie hier.« War das eine Zangengeburt!

Versicherungen

Da die Versicherungen auch alle auf den Namen von Orlando gelaufen sind, muss ich diese ebenfalls ändern. Es ist alles so kompliziert und zeitaufwendig. Da kommt die Versicherungsagentin, und wir besprechen jede Versicherung einzeln. Was könnte man verbessern oder sogar billiger machen, ohne dass sich die Deckung verringert? Besonders wichtig ist jetzt natürlich, dass die alten Policen gekündigt werden und ich auf meinen Namen neue eröffne. Was für ein Papierkram! In den kommenden Tagen wird mein Briefkasten mit Briefen von den Versicherungen geflutet. Sei es nun mit Kündigungen der alten Policen und den Neueröffnungen neuer Policen, Geld, das ich noch als Guthaben habe, und Geld, das ich einzahlen muss. Ich bin nicht mehr in der Lage, irgendetwas zu kontrollieren. Einfach nur ablegen, bezahlen und vergessen.

Erbe

Auch das Erben will gelernt sein. Wir hatten vor Jahren einen Ehevertrag abgeschlossen, dass der andere im Todesfall eines Ehegatten alles erben wird. Da Kinder da sind, haben sie ein Anrecht auf den Pflichtteil. Die Kinder sagen: »Du sollst alles haben, weil ihr dafür viel gearbeitet habt. Auch das Haus soll dir gehören, damit du selbst darüber bestimmen kannst und nicht immer uns fragen musst, wenn du etwas tun willst, weil wir eine Erbengemeinschaft sind. Wir schlagen das Erbe aus!« So gehe ich zu meiner Notarin und bespreche die Situation und den Wunsch der Kinder. Die Notarin sagt zu mir: »Aufgepasst! Wenn die Kinder das Erbe ausschlagen, kann der Nächste in der Erbfolge erben. Das heißt die Geschwister und die Schwiegereltern. Die Kinder müssen auf das Erbe zu Ihren Gunsten verzichten!« Also verzichten die Kinder zu meinen Gunsten auf das Erbe.

Alles, was auf Erbengemeinschaft gelautet hat, kann nun geändert werden. Auf dem Katasteramt wird der Eintrag geändert, und ich bin allein Eigentümerin des Hauses. Weiterhin bekomme ich Bescheinigungen, mit denen ich zur Bank gehen kann, um zu bestätigen, dass sämtliche Konten der Erbengemeinschaft jetzt mir gehören und sie entsperrt werden können.

Dieses Prozedere hat ganze acht Monate gedauert. Zeit kann man sparen, indem man beim Kauf einer Liegenschaft, sich nicht, wie wir, als Miteigentümer in das Grundbuch eintragen lässt, sondern als einfache Gesellschaft oder als Gütergemeinschaft.

Bei einem Miteigentum gehört jedem die Hälfte der Liegenschaft und es entsteht beim Tod eines Partners eine Erbengemeinschaft. Bei der Erbengemeinschaft gibt es eine Erbteilung. Das

Gesellschaftsrecht geht dem Erbrecht vor. Das hat die folgenden Auswirkungen[1]:

- Bei der einfachen Gesellschaft muss man eine Anwachsungsklausel vereinbaren.
- Bei der Gütergemeinschaft braucht es eine Gesamtgutszuweisung.
- In beiden Fällen geht die Liegenschaft sofort in das Alleineigentum des Gesellschaft Partners über.

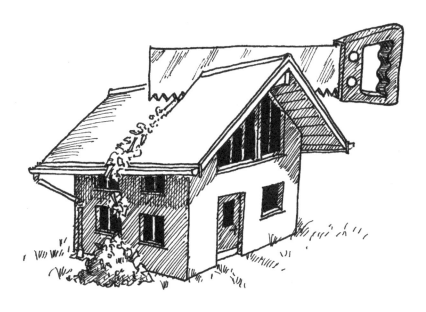

---

1 Quelle: Pfäffli & Santschi Kallay, 2019, S. 9

Bankkonten

Guter Dinge gehe ich, mit den Bestätigungen, zu den Banken. Die Konten werden nun frei gegeben. Trotz allem muss ich sie auflösen und ein neues Konto auf meinen Namen anlegen. Da die Kontonummer mit dem Inhaber verknüpft ist, muss sie geändert werden, obwohl ich überall zeichnungsberechtigt bin. Auch hier gibt es wieder Auflösungsbescheinigungen, Überweisung der Geldbeträge auf die neuen Konten, Neueröffnung von Konten und Erhalt der überwiesenen Geldbeträge. Damit aber nicht genug. Da ich E-Banking mache, muss auch hier alles geändert werden, also abmelden. Die Rechnungen, die immer elektronisch eingetroffen sind, müssen auch abgemeldet werden. Damit sie wieder neu angemeldet werden können, warte ich zuerst auf eine Rechnung per Post, das heißt eine Mahnung. Ich bin es nicht gewohnt, dass Mahnungen in mein Haus flattern. Dieser Zustand kostet mich einiges an Nerven. Nach längerer Zeit läuft dann wieder alles rund. Welch ein Glück!

Hypothek

Da das Haus nun auf meinen Namen lautet, kann auch die Hypothek auf meinen Namen geändert werden. Ich bin glücklich, dass es so einfach geht. Aber es gibt da noch einen kleinen Hacken. Das Geld, dass ich von der Lebensversicherung bekommen habe, muss beim Auslaufen der Festhypothek zur Amortisation verwendet werden, da ich mit meiner Rente nicht in der Lage wäre, den Zins zu bezahlen und das Haus zu halten. Also das, was da auf meinem Konto so toll aussieht, gehört mir schon längst nicht mehr. Ich kann wenigstens mein Zuhause behalten und muss es nicht verkaufen.

War es das? Nein! Es gibt da noch das Schließfach, bei dem der Name geändert werden muss. Das ist jedoch ein Klacks gegen das, was ich hinter mir habe.

Steuern

Die Steuern sind ein Thema für sich. Ohne meinen Steuerberater hätte ich es nicht geschafft. Es müssen nämlich zwei Steuererklärungen ausgefüllt werden. Eine bis zum Tod von Orlando. In dieser Zeit sind wir noch ein Ehepaar, und die ganze Berechnung verläuft auf dieser Basis. Nach seinem Tod gelte ich als Witfrau und alleinstehend. So bestehen ganz andere Voraussetzungen. Das Auflisten der Konten, Auszahlungen, Renten ist sehr kompliziert. Das ganze Prozedere findet zweimal statt. Einmal im Jahr des Todes und einmal im darauffolgenden Jahr. Wie froh bin ich, dass ich meinen Steuerberater habe, der alles für mich erledigt.

Renten zum Zweiten

Als wäre das nicht alles genug, muss ich die IV-Rente neu bean-tragen. Auch hier hole ich mir Hilfe. «Procap» unterstützt mich großartig. Alles Schriftliche kann ich ihnen überlassen. Nicht nur im Fall der IV, sondern auch bei der IV-Rente der Pensionskasse, die mir nach acht Monaten ganz grundlos gestrichen wird. Das Ganze Hin und Her mit der IV dauert zwei Jahre. Die Mischrechnung mit meinem Mann hat für mich einen Behinderungsgrad von 36 Pro-zent ergeben. Vierzehn Jahre lebte ich so, ohne Rente. Auch meine Kinder bekamen nichts, und Verbilligungen konnten wir auch ver-gessen. Nach dem Tod von Orlando bin ich von einem Tag auf den andern plötzlich zu 67 Prozent behindert. Ein komisches Gefühl, als wäre ich im falschen Film. Denn bei mir hat sich überhaupt nichts verändert. Die Witwenrente wird in eine IV-Rente umgewandelt. Bekommt eine Frau, die zu 100 Prozent arbeitet eine Witwenrente obendrauf, wird sie bei einer behinderten Frau umgewandelt. Die Pensionskasse zieht alles noch in die Länge, bis auch sie endlich alles berechnet hat. Am Ende sind es zweieinhalb Jahre. In dieser Zeit fragt keiner, wie man mit dem Leben klarkommt. Am besten ist es, wenn man genug Geld hat und die Rechnungen bezahlen kann. So, Augen zu, Kopf runter und durch. Einfach nicht nachdenken!

Teil IV

Alles rund ums Sterben

Testament

Schon frühzeitig sollte man über ein Testament nachdenken, damit unsere irdische Habe an die richtigen Menschen/Institutionen verteilt wird.

Wir können außerhalb des Erbrechts unser Vermögen aufteilen wie wir möchten, außer dem Pflichtteil, der für gesetzliche Erben vorgesehen ist.

Ein Testament muss immer von Hand geschrieben, mit Tag, Monat, Jahr versehen und unterschrieben sein.

Die Erneuerung eines Testaments sollte vermerkt werden. Das Testament mit dem letzten Datum ist gültig.

Der Aufbewahrungsort ist auch frei, darum sollte eine Vertrauensperson darüber informiert sein.

Patientenverfügung/Vollmacht

Eine Patientenverfügung enthält:
-       Personalien des Patienten
-   Bestimmungen über medizinische und pflegerische Maß-
    nahmen in Bezug auf lebensverlängernde Therapien
-   Organspende
-   Die Bevollmächtigten, welche Einsicht in die Krankenakten
    haben dürfen und umgehend benachrichtigt werden sollen.
-   Die Patientenverfügung muss handschriftlich unterschrie-
    ben werden.
-   Weitere Wünsche (Beiblatt mit weiteren Anordnungen beim
    Sterben und Bankvollmacht)
    -   Checkliste im Fall des Todes
    -   Sterbeort
    -   Sterbebegleitung
    -   Seelsorge
-   Krankensalbung
    -   Unerwünschter Besuch
    -   Musik
    -   Ruhe
    -   Normales leises Sprechen
    -   Es darf gelacht werden

Bei einer Einweisung in ein Krankenhaus ist es von Vorteil, diese
immer dabeizuhaben, oder bei unvorhergesehener Einweisung sollte einer der Bevollmächtigten wissen, wo sie hinterlegt ist.

Generalvollmacht/Vorsorgeauftrag

Die Generalvollmacht und den Entwurf zu einem Vorsorgeauftrag haben wir bei einem Notar erhalten. Der Vorsorgeauftrag muss eigenhändig geschrieben, datiert und unterzeichnet werden. Es wird jedoch empfohlen, ihn nicht zu erstellen, da die KESB alles überprüfen wird. In meinem Fall hätte es sein können, dass mir die Vorsorge entzogen worden wäre, da ich behindert bin und gerade für mich sorgen kann. Die Patientenverfügung steht über dem Vorsorgeauftrag. Alle Bevollmächtigten werden hier berücksichtigt. Um alle notwendigen Aktionen ausführen zu können, sollte darum diese ausreichen.

Organspende

Die Organspende stellt jeden heutigen Menschen vor eine große Frage. Soll ich, oder soll ich nicht? Hast du den Spenderausweis schon ausgefüllt, oder hast du nicht?

Es ist eine ethische Frage.

Bin ich gesund und möchte ich meine Organe noch jemandem schenken, damit er ein lebenswerteres Leben führen kann. Ich persönlich musste in meinem Leben schon so viele Medikamente schlucken, dass ich meine Organe niemandem mehr zumuten möchte.

Ich muss mich selber stark damit auseinandersetzen und dazu bereit sein. Keinem anderen Menschen sollte es gestattet sein, Gott zu spielen und mit meinem Körper etwas zu tun, was ich nicht selber bestätigt habe.

Als ich das Kapitel über »Organspende« von Jana Haas gelesen hatte, war ich echt schockiert. Hier ein kleiner Ausschnitt:

»Es handelt sich bei Menschen, deren Organe entnommen werden, um noch lebende Menschen, deren Sterbeprozess künstlich gestoppt wird und deren Tod dann abrupt mit der Organentnahme einsetzt.«[2]

2 Quelle: Haas, 2015, S. 162

»Die Hirntoddefinition macht also den Tod des Menschen ausschließlich am Gehirn fest. Bei der Organentnahme muss der Mensch, der *Hirntote*, dann narkotisiert werden, da es dabei oft noch zu Spontanbewegungen, Blutdrucksteigerungen wie auch zu Schweißreaktionen kommt. Das OP-Personal wird darauf vorbereitet, dass sie sich darauf einstellen müssen, dass sie die Organe lebenden Menschen entnehmen.«[3]

Diese Aussagen wurden mir schon von vielen anderen Seiten bestätigt.

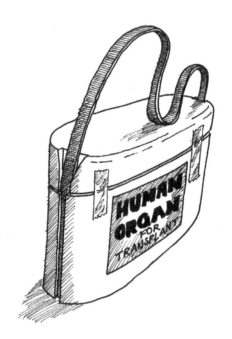

---

3 Quelle: Haas, 2015, S. 162

Sterben

Wenn wir eine tödliche Erkrankung haben, kommt der Moment, an dem wir uns fragen müssen, wo wir unsere letzten Stunden verbringen wollen. Mein Mann wollte gerne daheim sterben. Ich musste ihm
leider sagen, dass ich mich nicht in der Lage fühle, ihn zu pflegen und den ganzen Besuch zu bewirten. Zu diesem Zeitpunkt ist es ganz wichtig, dass wir miteinander reden.

Der Sterbende und die Angehörigen müssen in sich gehen und sich darüber klar werden, was sie leisten können, um die letzten Wünsche des Sterbenden zu erfüllen, oder was der Sterbende erwarten kann.

Sterben zu Hause

Sterbender	Angehörige
Wunsch des Sterbenden	Druck, man möchte/muss den letzten Wunsch des Sterbenden erfüllen.
Ich möchte von meinem Angehörigen gepflegt werden.	Bin ich dazu in der Lage? Kann ich die Verantwortung bis zum Schluss tragen? Brauche ich Hilfe von der Spitex? Wie weit ist es zu Hause möglich?
Ich möchte noch möglichst viele Menschen sehen, um mich zu verabschieden.	Bin ich dem Besucheransturm gewachsen? Ich muss organisieren, bewirten und alles wieder aufräumen.
Ich will keinen mehr sehen.	Kann ich schockierte Menschen abweisen und ihnen erklären, warum der Sterbende niemanden mehr sehen will. Es entsteht ein riesiger Druck!
Trotz des Wunsches, den Agehörigen ermutigen, zu sagen, was er sich zumuten kann und will. Die Entscheidung des Angehörigen akzeptieren.	Mut, seine Bedenken kundzutun, oder was man sich zumuten will und kann. Sagen, wenn man sich nicht in der Lage fühlt, die Pflege zu übernehmen.
Nichtakzeptieren der Entscheidung.	Ein riesiges schlechtes Gewissen.

Die Atmosphäre wird angespannt und ein entspanntes loslassen wird erschwert.	Totale Überforderung
Nach dem Tod	Den Arzt organisieren, der den Toten untersucht und die ärztliche Todesbescheinigung ausfüllt. Bei natürlichem Todesfall - der Bestatter kommt, und die Leiche wird abtransportiert. Bei nicht natürlichem Todesfall oder unnatürlichem Tod, der Arzt meldet den Tod der Polizei, danach kommt die Spurensicherung und die Staatsanwaltschaft wird informiert. Danach alles aufräumen. Kann ich im Zimmer eines Verstorbenen schlafen?

Sterben im Heim

In den Altersheimen steckt die palliative Begleitung noch in den Kinderschuhen. Diese Art stellt hohe Ansprüche an Pflege und vor allem Begleitung des Patienten und deren Angehörigen. Die ständige Präsenz und das Vorhandenseins einer Ansprechperson sowie das liebevolle Begleiten des Patienten passen nicht in das Konzept Altersheim, bei dem jede Handreichung aufgeschrieben und kostenpflichtig ist.

Sterben im Spital

Das Pflegepersonal hat wesentlich weniger Zeit im Krankenhaus als in der Abteilung Palliative Care.

Sollten Sie nicht gefragt werden, und Sie möchten bei der Pflege dabei sein, fragen Sie das Personal. Solange der Patient noch sprechen kann, werden immer seine Wünsche in Bezug auf die Medikamentation berücksichtigt. Eine Patientenverfügung erleichtert den Angehörigen die Entscheidung.

Meine Mutter ist im Spital gestorben, und ich empfand es als große Erleichterung.

Nach dem Tod den Raum verlassen zu können und seinen eigenen Gedanken nachzuhängen, ist der große Vorteil für die Angehörigen.

In vielen Krankenhäusern gibt es immer mehr Palliativabteilungen.

Sterben im Sterbehospiz oder der Abteilung Palliative Care

L eider ist es nicht immer möglich, einen Platz in einer Palliativ-Care- Abteilung oder einem Hospiz zu bekommen. Es gibt noch nicht so viele Betten und man darf sich nicht zu viele Gedanken darüber machen, dass zuerst ein Mensch sterben muss, bevor ein Patient wieder aufgenommen wird.

Mein Mann hat das große Glück, dass noch am selben Tag der Anmeldung ein Platz frei wird.

In dieser schweren Zeit des Abschieds ist es ein Segen für uns, dort sein zu dürfen. Es wird offen über das Sterben und den Tod gesprochen. Die Ängste des Patienten werden ernst genommen. Medikamente kommen nur soweit zum Einsatz, wie es der Patient auch möchte. Besuch darf zu jeder Tageszeit kommen. Die Pflege ist sehr liebevoll und man kann immer dabei sein und mithelfen, wenn man möchte. Es wird nicht nur auf den Patienten geachtet, sondern auch auf die Angehörigen. Man hat immer einen Ansprechpartner. Es ist sogar möglich, auf einem Klappbett zu übernachten.

Ich fühle mich in dieser Zeit sehr sicher und geborgen, sodass ich mich, bis zur letzten Sekunde, ganz meinem Mann widmen kann.

Ich rate jedem, der die Chance hat, seine letzten Tage hier zu verbringen, diese zu ergreifen.

Sterben mit EXIT

Alle volljährigen Menschen mit Schweizer Bürgerrecht oder mit Wohnsitz in der Schweiz können EXIT-Mitglied werden.[4]
Um eine Freitodbegleitung mit EXIT zu erhalten, sollte man voll urteilsfähig und Mitglied sein. Die Begleitung für Nichtmitglieder ist jedoch nicht ausgeschlossen. Für Mitglieder unter drei Jahren Mitgliedschaft und Nichtmitglieder ist die Begleitung mit Kosten verbunden.

Die Voraussetzungen einer Freitodbegleitung sind:[5]
- EXIT-Mitgliedschaft
- Urteilsfähigkeit
- Wohlerwogenheit, Autonomie und Konstanz des Todeswunsches
- Hoffnungslose Prognose, unerträgliche Beschwerden oder unzumutbare Behinderung
- Tatherrschaft (Einnehmen des Sterbemedikaments oder das Öffnen eines Infusionshahns selber vorzunehmen)

Die folgenden Dokumente braucht es für eine Freitodbegleitung:[6]
- Aktuelles Diagnoseschreiben vom behandelnden Arzt
- Bestätigung der Urteilsfähigkeit durch einen Arzt
- Ärztliches Rezept für das Sterbemittel NaP

---

4 Quelle: EXIT, 2016, S. 11
5 Quelle: EXIT, 2016, S. 14
6 Quelle: EXIT, 2016, S. 14

Die Freitodbegleitung gilt als *Außerordentlicher Todesfall* und wird der Polizei gemeldet.

Die Allgemeinheit denkt, dass sich EXIT nur mit Freitodbegleitung beschäftigt. Dieser Verein ist jedoch viel breiter gefächert. So bietet EXIT unter anderem auch die folgenden Dienstleistungen an:[7]

- Patientenverfügung
- Beratung und Suizidprävention
- Förderung von Palliativ Care mit eigener Stiftung

Für die Mitglieder sind diese Dienstleistungen alle gratis. Weitere Informationen finden Sie unter www.exit.ch.

---

7 Quelle: EXIT, 2016, S. 8

Freitod

Wer den Freitod wählt, muss sehr verzweifelt sein, denn diese Art, aus dem Leben zu scheiden, ist sehr unwürdig und einsam.

Keiner, der diese Todesart wählt, denkt an die Hinterbliebenen oder Beteiligten. Welche Narben es hinterlässt, wenn man einen Erhängten, Erschossenen, von großer Höhe gestürzten oder durch die Bahn in Stücke gehackten Leichnam findet.

Wer jedoch keinen anderen Ausweg sieht und die Möglichkeit hat, mit EXIT in einem geschützten Umfeld und Rahmen zu sterben, sollte diese Chance nutzen.

Oftmals wird von Menschen erzählt, die ein Nahtoderlebnis hatten, dass sie alles gesehen haben, was nach ihrem Ableben geschehen ist. Ebenso hätten sie sich wie vorher gefühlt.

Wenn wir davon ausgehen, werden wir nach einem Freitod sehen, was wir angerichtet haben, und können nicht mehr handeln.

Sterben im Ausland

Gemäß der Schweizerischen Bundeskanzlei erfolgt bei einem Tod im Ausland das folgende Prozedere:[8]

»Stirbt eine Schweizer Bürgerin oder ein Schweizer Bürger im Ausland, so informiert die ausländische Behörde die Schweizer Vertretung vor Ort. Falls dies nicht gemacht wird, können auch Sie als Angehörige oder Angehöriger die ausländische Todesurkunde der Schweizer Vertretung übergeben. Diese wird das Dokument an die Heimatgemeinde weiterleiten. Wünscht eine Person in der Schweiz bestattet zu werden, so kümmert sich ebenfalls die Schweizer Vertretung um die notwendigen Dokumente für die Heimschaffung.«

Sein Sie sich bewusst, dass bei jeder Reise, bei jedem Auslandsaufenthalt etwas geschehen kann. Tragen Sie darum die Adressen des Bevollmächtigten und der Personen, die benachrichtigt werden sollen, bei sich.

Am besten ist es, Sie füllen schon heute, egal in welchem Alter Sie sich befinden, die Fragen «Im Falle des Todes» aus und bestimmen eine Person Ihres Vertrauens, die darüber in Kenntnis gesetzt werden soll.

Soll der Verstorbene im dortigen Land beigesetzt oder verbrannt werden, sollte die Adresse des Bevollmächtigten an erster Stelle der zu benachrichtigten Personen stehen, damit ihr die persönlichen Gegenstände übergeben werden können.

---

8 Quelle: Schweizerische Bundeskanzlei, 2013

Vor Ort ist der dortige Bestatter verantwortlich. Soll der Verstorbene in die Schweiz überführt werden, wird dieser in einen Zinksarg gebettet. Wichtige persönliche Dinge können beigelegt werden. Der Sarg wird zur Überführung versiegelt. Bei der Ankunft in der Schweiz übernimmt der Schweizer Bestatter diesen und führt ihn an den Bestimmungsort. Dort wird der Sarg geöffnet und der Verstorbene in einen normalen Sarg umgebettet, worauf das normale Bestattungsverfahren beginnt.

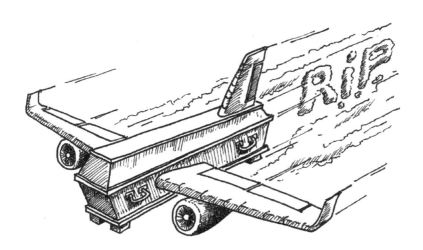

Ärztliche Todesbescheinigung

Auf der ärztlichen Todesbescheinigung stehen der Name und die Wohnadresse des Verstorbenen sowie das Geburtsdatum und der Heimatort. Dazu kommen der Sterbeort, der Todestag und die Sterbezeit. Es gibt drei Felder zum Ankreuzen für den Arzt:

• Natürlicher Todesfall (Erdbestattung oder Kremation zulässig)
• Nicht natürlicher Todesfall (Unfall, Suizid, Delikt)
• Unklarer Todesfall (nicht natürlicher Todesfall möglich)

Bei einem nichtnatürlichen oder unklaren Todesfall ist der Arzt verpflichtet, der Polizei oder der Staatsanwaltschaft Meldung zu machen.[9]

Wenn der Arzt den Patienten nicht kennt und sich beim Hausarzt nicht informiert, kann es sein, dass er bei Unsicherheit die Polizei in Kenntnis setzt.

Die Todesbescheinigung sowie die Meldung beim Zivilstandsamt wir Ihnen der Bestatter einige Male kopieren, da Sie diese oft vorweisen und beilegen müssen.

---

9 Quelle: Polizei- und Militärdirektion Kanton Bern, 2017, S. 2

Polizei

Aus welchem Grund kommt die Polizei?
Die Polizei und die Staatsanwaltschaft haben den Auftrag, bei außergewöhnlichen Todesfällen (Unfälle, Selbsttötung, Verbrechen oder unklare Todesfälle) den Hergang festzustellen, die Beweis- und Spurensicherung vorzunehmen und zusammen mit dem Kreisarzt und/oder dem Institut für Rechtsmedizin (IRM) der Universität Bern die Todesursache zu klären. Der Staatsanwalt entscheidet von Fall zu Fall, ob eine Autopsie (Obduktion) durch das IRM zur Klärung durchzuführen ist.[10]

Weiter ist es Aufgabe der Polizei, bei einem außergewöhnlichen Todesfall eines Menschen dessen Angehörige persönlich zu verständigen. Mit einem speziellen Formular sendet die Polizei die Zivilstandsmeldung direkt an das zuständige Zivilstandsamt.[11]

---

10 Quelle: Kantonspolizei Bern, 2018, S. 2
11 Quelle: Kantonspolizei Bern, 2018, S. 2

Rituale

Nach dem Ableben eines Menschen beginnt das Abschiednehmen für die Hinterbliebenen. Jede Religion hat ihre eigenen Rituale, wie Totenwache, Aufbahrung, Waschung usw. Die gewünschten Rituale sollte man mit dem Bestatter besprechen. Er weiß welche Möglichkeiten bestehen.

Verstreuen

Hier in der Schweiz ist es erlaubt, die Asche eines Verstorbenen nach Hause zu nehmen, sie zu verstreuen oder sie an einem Lieblingsort des Dahingegangenen zu vergraben. So ist dies in Deutschland nicht
erlaubt. Leben Sie nicht in der Schweiz, erkundigen sie sich auch bei dem Bestatter, welche Möglichkeiten bestehen.

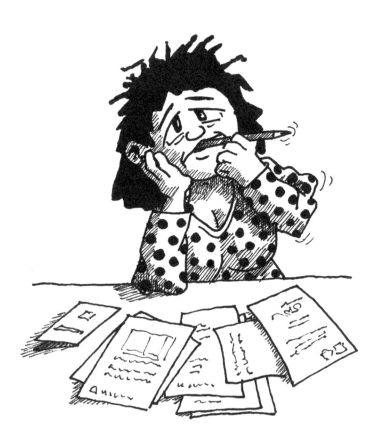

Teil V

Checkliste

Die Checkliste »Im Todesfall«

Da die Checkliste viele vertrauliche Daten enthält, bewahren Sie sie an einem sicheren Ort wie in einem Tresorfach bei der Bank oder bei einem Notar auf.

1. **Personalien**
    - Name/lediger Name
    - Alle Vornamen
    - Straße/Hausnummer
    - Postleitzahl/Wohnort
    - Geburtsdatum
    - Geburtsort
    - Heimatort
    - Konfession
    - Zivilstand
    - Geschlecht

2. **Das Familienbüchlein**
    - Es ist an diesem Ort hinterlegt und wird für die »Anmeldung eines Todesfalls« auf dem Zivilstandsamt benötigt.
      Die Personalien der Eltern sind hier auch enthalten.

3. **Vollzug meiner Anordnungen**
    Damit sind folgende Personen zu beauftragen.
    Er/Sie wird/werden meine Wünsche nach bestem Wissen und Gewissen umsetzen.

(Name, Adresse und Telefonnummer angeben)
- Eltern
- Kinder
- Geschwister, Neffen, Nichten
- Generalbevollmächtigte/r
- Beistand
- Pflegeperson

4. Benachrichtigung

4.1 Nach meinem Tod sind folgende Personen sofort zu benachrichtigen.
(Name, Adresse, Telefonnummer nach Wichtigkeit aufführen)
Erstellen Sie in der Liste Gruppen, sodass zunächst nahestehende Personen benachrichtigt werden.
- Ehepartner, Lebenspartner
- Kinder
- Eltern
- Geschwister
- Schwiegereltern
- Schwäger/-innen
- Ex-Ehepartner
- Leibliche Eltern der Kinder
- Betreuungsperson für die Kinder
- Betreuungsperson für die Tiere

4.2 - Arbeitgeber oder Geschäftspartner

- Vermieter

4.3 Weitere Personen oder Institutionen, die nach meinem Tod benachrichtigt werden sollen.
- Ärzte, Krankenkasse, Versicherungen, Banken, Vereine, Zeitschriften, Abonnements, Telefon

5. Kosten

5.1 Alles rund ums Sterben kostet sehr viel Geld.
Bei einer einfachen Bestattung belaufen sich die Kosten
schnell auf 10.000 bis 20.000 Franken. Machen Sie
sich vorgängig Gedanken, wie hoch die Kosten sein
dürfen, und klären Sie diese in etwa ab, damit die
Nachkommen in keinen finanziellen Notstand
geraten, wenn sie sich nach Ihren Wünschen richten.
Vielleicht legen Sie sogar ein spezielles Konto dafür an.

- Bestatter (Was möchten Sie durch den Bestatter erledigt haben?)
- Gebühren (Totenschein, Überführung des Sargs, Leichenwagen)
- Aufbahren
- Sarg
- Urne
- Kremation
- Zeitungen
- Todesanzeigen
- Danksagungen
- Porto
- Trauerfeier
- Essen
- Grabmiete
- Grabunterhalt
- Gedenkgottesdienste
- Notar
- Überschreibung von Grundstücken

6. Leidzirkular/Todesanzeige

6.1 Ich wünsche folgenden Text auf der Todesanzeige:

- Sammeln Sie Todesanzeigen, um zu sehen, was geschrieben wurde.
- Haben Sie einen Lieblingsspruch, Psalm oder Konfirmationsspruch?
- Welches Sujet soll die Anzeige zieren?

Gehen Sie zu einem Bestatter und schauen Sie sich die verschiedenen Anzeigen an (eventuell fotografieren Sie sie).

6.2 Die Todesanzeige soll an folgende Personen verschickt werden:
- Legen Sie eine Adressliste an.
Familie, Verwandte, Freunde, Nachbarn, Vereine usw.
- Im Computer, um sie auf Adressetiketten ausdrucken zu können
- Adressetiketten für den Computer von Hand beschriften
- Ergänzen oder streichen Sie Adressen von Zeit zu Zeit.

6.3 Die Todesanzeige soll in folgenden Zeitungen oder Zeitschriften erscheinen:
(Adressen, E-Mail, Telefonnummer angeben)
- Tageszeitungen, Verbands-, Vereinszeitschriften

7. Meine Wünsche für die Art der Bestattung
7.1 - Erdbestattung
- Kremation
- Verstreuen

7.2 Bestattungsinstitut
(Name, Adresse und Telefonnummer des Bestatters Ihres Wunsches angeben)

7.3 Durch das Bestattungsinstitut wird Folgendes erledigt:
- Waschung (rituelle Waschung durch: Name, Adresse)
- Aufbahren
- Formalitäten wie Anmelden eines Todesfalls auf dem Zivilstandsamt
- Abgabe von einigen Kopien der Bestätigung eines

Todesfalls. Diese sollten Sie stets zur Hand haben, da sie oft verlangt werden.

- Einsargen
- Überführen des Leichnams ins Krematorium, zum Gottesdienst, zur Erdbestattung
- Sarg, Innenausstattung des Sargs, Urne
- Todesanzeige und Danksagung an Druckerei in Auftrag geben
- Organisieren von Blumenschmuck beim Aufbahren
- Organisieren von Dekoration für die Abdankung
- Eventuelles Aufbewahren der Urne bis zur Abdankung

7.4 Waschung
- Normale Waschung
- Rituelle Waschung (ist in verschiedenen Religionen üblich)
  Name, Adresse, Telefonnummer des Durchführenden
- Krankensalbung

7.5 Hier möchte ich aufgebahrt werden:
- Im Krematorium
- In der öffentlichen Aufbahrungshalle
- In der Palliative Care
- Zu Hause

7.6 So möchte ich aufgebahrt werden:
- Im Bett
- Im Sarg
- Ich möchte nicht im offenen Sarg aufgebahrt werden.
- Ich wünsche eine Totenwache.

7.7 Ich wünsche folgende Bekleidung:
- Edel
- Schlicht
- In meinen Lieblingskleidern

- Totenhemd
- Rituelle Bekleidung

7.8 So soll der Sarg beschaffen sein:
Am besten machen Sie ein Foto von einem Sarg, der Ihnen
gefällt.
- Möglichst einfach
- Mittelteuer
- Aufwendig

7.9 So soll die Innenausstattung beschaffen sein:
Auch hier fotografieren Sie am besten, was Ihnen gefällt.
- Möglichst einfach
- Mittelteuer
- Aufwendig

7.10 So soll die Urne beschaffen sein:
Auch hier fotografieren Sie am besten, was Ihnen gefällt.
- Keramik
- Verrottbar
- Holz, behandelt
- Holz, unbehandelt

8. Trauerfeier

8.1 Ich wünsche eine Zeremonie in dieser Art:
- Einfach
- Aufwendig
- Öffentlich
- Im engsten Familienkreis
- Keine

8.2 Ich wünsche, dass folgende Person die Abdankungs-,
Abschiedsfeier abhält.
(Name, Adresse, Telefonnummer angeben)
- Priester, Privatperson

8.3 Ich wünsche, dass die Abdankungsfeier in der folgenden Kirche, Abdankungshalle oder Räumlichkeit stattfinden soll.

8.4 Meine Vorstellung von der Gestaltung des Trauergottesdienstes:
Dabei sollte man beachten, welche Leute kommen und welcher Konfession sie angehören. Befindet man sich in einer Diaspora?
- Alte, eher jüngere, behinderte oder geistig behinderte Menschen
- Katholisch, reformiert, muslimisch, jüdisch, ohne Glauben, andere Gruppierungen
- Ich wünsche einen Gottesdienst.
- Ich wünsche eine konventionelle Abdankung.
- Ich wünsche eine Abschiedsfeier.

8.5 Die Trauerfeier möchte ich wie folgt:
- Ohne Sarg
- Mit Sarg
- Sarg offen
- Sarg geschlossen
- Ohne Urne
- Mit Urne

8.6 Meinen Lebenslauf möchte ich wie folgt:
- In Worten von mir geschrieben (im Anhang)
- In Worten von meinen Angehörigen geschrieben
- In Bildern (Bilder sind zu finden …)
- In einem persönlichen Brief an die Trauernden

8.7 An der Trauerfeier möchte ich folgende Gestaltung:
- Bild mit Trauerflor
- Bild ohne Trauerflor
- Kein Bild
- Lieder (Texte oder Nummer im Kirchengesangbuch)
- Musik (Namen der Stücke)

- Mit Blumen (meine Lieblingsblumen)
- Ohne Blumen

9. Bestattung
- Öffentlich
- Im engsten Familienkreis

9.1 Bestattungsort (Name und Ort angeben)
- Friedhof
- Garten
- Verstreuungsort

9.2 Bestattungsart
- Reihengrab
- Familiengrab
- Urnengrab
- Urnennische
- Gemeinschaftsgrab
- Verstreuen

9.3 Im Falle des Ablebens im Ausland
- Überführen im Zinksarg
- Beigaben im Zinksarg
- Verbrennen vor Ort
- Verstreuen vor Ort
- Überführen der Urne
- Übergabe von persönlichen Dingen
  (Name und Adresse des Bevollmächtigten)

9.4 Anstelle von Blumenspenden möchte ich, dass der folgenden Institutionen gedacht wird:
- Angabe von Namen, Adressen und Bankverbindungen

9.5 Wofür sollen die Institutionen die Spenden verwenden?

9.6 Weitere Anordnungen zur Trauerfeier
- Gedenkgottesdienste

10. Essen nach der Bestattung
10.1 Wer wird eingeladen?
- Familie
- Verwandte
- Freunde
- Bekannte
- Arbeitskollegen
- Vereine

10.2 Wo findet das Essen statt?
(Name, Adresse und Telefon angeben)
- Restaurant
- Gemieteter Saal mit Catering
- Daheim

10.3 Was soll den Gästen gereicht werden (Beschreibung des Mahls)?
- Getränke
- Imbiss
- Ganzes Menü

11. Grabgestaltung
11.1 Meine Vorstellung von der Gestaltung des Grabsteins
(Am besten zeichnen Sie Ihren Wunsch auf)
- Steinart
- Form
- Inschrift
- Andere Materialien

11.2 Meine Vorstellung von der Grabbepflanzung
- Angaben über die Pflanzen
- Zeichnung

11.3 Wer macht die Grabbepflanzung?
- Privat
- In Auftrag geben für die nächsten 25 Jahre

12. Danksagung
Normalerweise erhalten alle, die ein Leidzirkular erhalten, eine Karte geschrieben oder gespendet haben, eine Danksagung.

12.1 Ich wünsche folgenden Text für meine Danksagung:

12.2 Ich wünsche, dass eine Danksagung in folgenden Zeitungen erscheint:

12.3 Weitere Anordnungen für die Danksagung

13. Mein Wunsch zur Obhut meiner Kinder
Ich wünsche, dass folgende Person(en) für meine Kinder sorgen soll(en):
(Name, Adresse, Telefonnummer)
- Erste Wahl für die gewünschte Betreuung
- Zweite Wahl für die gewünschte Betreuung

14. Haustiere
Ich wünsche für die Pflege meiner Haustiere folgende Person(en):
- Haustier (1, 2, 3 …)
- Übergangspflege
- Übernahme des Tieres

15. PINs, Codes, Passwörter, E-Mail-Adressen
Am besten notieren Sie diese noch auf einem separaten Blatt zur besseren Übersicht.
- PC, privat
- PC, geschäftlich (wo finde ich sie im Geschäft?)
- Kopierer

- E-Mail-Adressen, privat
- E-Mail-Adressen, geschäftlich (wo im Geschäft?)
- Handy, privat (PIN, Nummer, weitere Unterlagen)
- Handy, geschäftlich (PIN, Nummer, weitere Unterlagen)
- Facebook und weitere öffentliche Sozialnetze
- E-Banking
- EC-Karten
- Banktresor/Schließfachnummer
- Postfachnummer
- Tankkarte

16. Geld

16.1 Ich bewahre mein Geld hier auf:
- Im Portemonnaie (Ort)
- In einer Dose
- Unter der Matratze

16.2 Ich habe ein Postkonto:
- Nummer

16.3 Ich habe ein Postfach:
- Nummer und Ort

16.4 Ich habe Sparkonten:
- Bank(en) (Name und Ort)
- Art der Konten
- Kontonummern

16.5 Ich habe Aktien:
- Bank(en) (Name und Ort)
- Art der Aktien (von welcher Firma?)
- Nummer der Aktien

16.6 Ich habe Obligationen:
- Bank(en) (Name und Ort)

- Zeitspanne der Obligationen
- Zinsscheine
- Nummer der Obligationen

16.6 Ich habe ein Wertschriftendepot:
- Bank(en) (Name und Ort)
- Inhalt des Wertschriftendepots
- Nummer der Wertschriftendepots

16.6 Ich habe ein Tresorfach (Safe) gemietet:
- Bank (Name und Ort)
- Inhalt des Fachs (auf einem separaten Blatt auflisten)

16.7 Ich habe eine Vollmacht über den Tod hinaus an folgende
Person erteilt:
(Name, Adresse, Telefonnummer)
- Für folgende Konten: (Kontonummer)
- Für folgende Wertschriftendepots: (Nummer)

17. AHV/IV
17.1 - Der Ausweis befindet sich hier:
- AHV-Nummer
- Name der Ausgleichskassen (Wohnort und
  Kanton), bei denen ich angeschlossen bin
- Adresse der Ausgleichskassen
- Telefonnummer der Ausgleichskassen

17.2 Wer Anspruch auf eine Witwen- oder Waisenrente hat,
muss ein Antragsformular beantragen. Dieses kann bei
der obigen Ausgleichkasse oder auf der Gemeinde bezogen
werden und wird dann zugeschickt oder bei der Versiegelung mitgebracht.

17.3 Namen der Angehörigen, die für Witwen- oder Waisenren-
ten berechtigt sind
Genaue Angaben über die Leistungsberechtigung »3.03

Leistungen der AHV Hinterlassenenrenten der AHV« kann man einsehen unter: www.ahv-iv.ch/p/3.03.d

18. Altersvorsorge

18.1 Pensionskasse (BVG)
- Adresse meiner Pensionskasse
- Adresse meines letzten Arbeitgebers im Zusammenhang mit Lohnfortzahlung und Rentenansprüchen

18.2 Freizügigkeitskonto (einbezahlte Gelder für Selbstständige oder Leute, die ihre Pensionskassengelder von einer Arbeitsstelle zur nächsten zwischenlagern)
- Adresse der Bank oder Versicherung
- Kontonummer

18.3 Säule-Konto
- Adresse der Bank oder Versicherung
- Kontonummer

19. Testament

19.1 Ich habe kein Testament verfasst.
- Adressen und Telefonnummern aller Erbberechtigten (Kinder, Adoptivkinder sind auch erbberechtigt. Wenn ein Kind verstorben ist, erben die Enkel. Sollten keine Kinder vorhanden sein, erben das andere Elternteil und die Geschwister. Wenn ein Elternteil verstorben ist, erbt dieser die Hälfte und die Geschwister. Sind beide verstorben, erben die Geschwister.)

19.2 Ich habe ein Testament gemacht.
- Adressen und Telefonnummern aller Erbberechtigten und der selbst eingesetzten Erbberechtigten (Lebenspartner, Freunde, Institutionen usw.)

19.3 Mein Testament befindet sich an folgender Stelle:

- Zu Hause und an welchem Ort
- Auf der Gemeindeverwaltung: Name, Adresse und Telefonnummer
- Beim Notar, Name, Adresse und Telefonnummer

19.4 Mein Testament muss unverzüglich auf der Gemeindeverwaltung, in der ich gelebt habe, eingereicht werden.
- Adresse und Telefonnummer der Gemeindeverwaltung

20. Erbvertrag
20.1 Ich habe keinen Erbvertrag verfasst.

20.2 Ich habe einen Erbvertrag abgeschlossen mit:
- Name, Adresse und Telefonnummer

20.3 Mein Exemplar des Erbvertrags befindet sich an folgender Stelle:
- Ort

20.4 Die Urschrift befindet sich bei folgendem Notar:
- Name, Adresse und Telefonnummer

21. Ehevertrag
21.1 Ich habe keinen Ehevertrag/Konkubinats-Vertrag abgeschlossen.

21.2 Ich habe einen Ehevertrag/Konkubinats-Vertrag mit folgender Person abgeschlossen:
- Name, Adresse und Telefonnummer

21.3 Mein Exemplar des Ehevertrags/Konkubinat-Vertrags befindet sich an folgender Stelle:
- Ort

21.4 Die Urschrift befindet sich bei folgendem Notar:

-       Name, Adresse und Telefonnummer

22. Weitere Dokumente
22.1 Es gibt weitere Dokumente.
-       Vergabungen
-       Erbvorbezüge
-       Schenkungen
-       Inventarlisten
-       Errichtungen von Stiftungen
-       Tagebuch

22.2 Sie befinden sich an folgender Stelle:
-       Ort

22.3 Sie sind bei folgender Person hinterlegt:
-       Name, Adresse und Telefonnummer

23. Ausweispapiere
23.1 Die folgenden Ausweispapiere befinden sich an den angegebenen Orten:
-       AHV-Ausweis
-       Krankenkassenausweis
-       Blutgruppenausweis
-       Dienstbüchlein
-       Familienbüchlein
-       Pass
-       Identitätskarte
-       Fahrzeugausweis
-       Führerausweis
-       REGA-Ausweis
-       Hauseigentümerverbandausweis
-       Mieterverbandausweis
-       Procap-Ausweis
-       Weitere Ausweise
-       Kreditkarten

24. Wichtige Papiere
24.1 Die folgenden Papiere befinden sich an diesen Orten:
- Quittungen, Belege
- Pensionskassen-Unterlagen (2. Säule)
- Bankbelege
- Postkontobelege
- Steuerakten mit Vermögensangaben, Schulden und Verpflichtungen

25. Versicherungsverträge und -unterlagen
25.1 - Lebensversicherung
- Rentenversicherung
- Unfall-Kapitalversicherung
- Sterbegeldversicherung
- Mobiliarversicherung
- Haftpflichtversicherung
- Transportversicherung (bei Selbstständigen)

26. Weitere wichtige Dokumente
26.1 - Verträge
- Grundbucheinträge
- Wohnungsunterlagen/Mietvertrag
- Mietverträge bei Mieteigentum

27. Schlüssel, ihre Anzahl und wo sie sich befinden
27.1 - Haustürschlüssel
- Wer besitzt einen Haustürschlüssel?
- Briefkastenschlüssel
- Wer besitzt einen Briefkastenschlüssel?
- Zimmerschlüssel
- Tresorschlüssel
- Autoschlüssel
- Fahrradschlüssel
- Waffenschrankschlüssel
- Schlüssel fürs Geschäft
- Wer besitzt einen Schlüssel für das Geschäft?

- Büroschlüssel
- Weitere Schlüssel im Büro
- Wer besitzt welche Art von Schlüssel für das Geschäft und Büro?

28. Wertgegenstände
28.1 Am besten mit Foto im Fall eines Diebstahls
- Schmuck
- Edelmetall
- Bilder
- Sammlungen
- Instrument

29. Fahrzeuge
29.1 Geben Sie die Marke, die Kontrollschild-Nummer und den Standort an.
- Auto
- Motorrad
- Fahrrad
- Motorboot
- Segelboot
- Flugzeug

30. Abonnements
30.1 Abonnements, die gekündigt werden sollten. Im Todesfall sind sie zu jeder Zeit kündbar.
Geben Sie jeweils die Redaktionsadresse und Telefonnummer an.
- Zeitung
- Zeitschriften
- Wissensmagazine
- Abonnemente für regelmäßige Zusendungen (Sammlermünzen usw.)

31. Mitgliedschaften
31.1 Ansprechperson oder Adressen angeben

- Sportverein
- Musikverein
- Gesangsverein
- Schützenverein
- Hauseigentümerverein
- Mieterverein
- Behindertenvereine (Procap, Fragile ...)
- Lotto-Tippgemeinschaft
- Andere Mitgliedschaften

32. Weitere Anordnungen

Die aufgeführte Person erklärt mit ihrer Unterschrift, dass sie dieses Dokument bei voller Urteilsfähigkeit ausgefüllt und unterschrieben hat.

Vorname: ....

Name: ....

Ort: ....

Datum: ....

Unterschrift: ....

Nachwort

Dieses Buch zu schreiben, hat mich herausgefordert. Wie schon in meinem ersten Buch *Auf einen Schlag war's anders* musste ich mich meinen Gefühlen stellen und zum Teil tief abtauchen.

Die Auseinandersetzung mit dem Thema »Tod« war nicht nur mit Trauer durchzogen. Das Erlebte mit meinem Mann erfüllt mich heute mit einer großen Dankbarkeit. Er ist mein großes Vorbild, wie man den Tod, ohne zu hadern und in großem Vertrauen, umarmen kann.

Ich danke meinen Kindern, mit denen ich eine wundervolle Familie haben darf, die durch alle Schicksalsschläge gestärkt hervorgegangen ist.

Danke für eure Liebe!

Marco Genteki Röss danke ich für seine humorvollen Illustrationen, die zeigen, dass eine schwere Zeit zu ertragen ist, wenn man seinen Humor nicht verliert.

Danke auch an Ramona Casaulta, die es verstanden hat, mich mit ihrer Kamera ins richtige Licht zu rücken, sodass ich mir gefalle.

Einen Dank ebenfalls an Fabian Casaulta, der mich wiederum beim Inhaltsverzeichnis und den Literaturnachweisen unterstützt hat.

Die »Ringvorlesungen« im Haus der Religionen über das Thema »Tod in verschiedenen Religionen« waren eine große Bereicherung für mich. Durch die Augen anderer Religionen zu blicken und zu merken, wie nahe wir uns eigentlich sind, war wundervoll.

So hoffe ich, dass alle Lesenden trotz der schweren Zeit die Blumen am Wegrand blühen sehen, den heiligen Moment des Todes erkennen und mit großer Dankbarkeit auf das Geschehene zurückblicken dürfen.

Ihre Louise Wagner

Gönner

Ich möchte nicht vergessen, allen meinen Freunden und Bekannten zu danken, die mich finanziell unterstützt haben. Ebenso will ich den Firmen und Institutionen danken, die mir halfen, mein Buch durch ihren Gönnerbeitrag zu verwirklichen.

Berner Kantonalbank, Schwarzenburg

Beyeler, Mirjam & Kurt, Notariat, Schwarzenburg

Boss, Karl, Boss GmbH, Schwarzenburg

Corbataux Garage, Schwarzenburg

Dr. med. Markus Lüdi, Schlosspraxis, Schwarzenburg

Dr. med. dent. Friedrich Künzi, Zahnarzt, Schwarzenburg

Gantrisch Bank, Schwarzenburg

Giovanazzi, Antonio & Katja, Reifenprofil, Schwarzenburg

Guggisberg, Christine, Friseurin, Schnittpunkt, Schwarzenburg

Hürst, Hans-Ulrich, Bestatter, Bestattungsdienst Schwarzenburgerland, Lanzenhäusern

Hüttinger, Urs, Drogist, swidro, Drogerie Hüttinger, Schwarzenburg

Riesen, Françine, muhart, Biokleider mit Tierdesigns, Burgistein

Rolli, Stefan, Anwalt, Advokatur 16, Bern

Wyssenbach, Barbara, Apothekerin, Schwarzwasserapotheke, Schwarzenburg

Zahnd, Toni, Fernsehtechniker, Expert Zahnd, Schwarzenburg

Quellenverzeichnis

EXIT (2016). Selbstbestimmung im Leben und im Sterben (12. Auflage). Zürich: EXIT.

Haas, J. (2015). Jenseitige Welten (2. Aufl.). München: Knaur.

Kantonspolizei Bern (2018). Flyer «Herzliche Anteilnahme». Bern: Kantonspolizei Bern.

Pfäffli, R. & Santschi Kallay, M. (2019). Eigenheim und Todesfall: Gesellschaftsrecht geht Erbrecht vor. Hauseigentümer, 1, S. 9.

Polizei- und Militärdirektion Kanton Bern (2017). Todesmeldung. Abgerufen am 16. März 2019 von https://www.pom.be.ch/pom/de/index/zivilstand-pass-id/zivilstand/formulare.assetref/dam/documents/POM/MIP/de/Zivilstand/Formulare/Todesmeldung_d.pdf

Schweizerische Bundeskanzlei (2013). Checkliste Todesfall bis Bestattung (Teil 1). Abgerufen am 16. März 2019 von https://www.ch.ch/de/checkliste-todesfall-bis-bestattung-teil-1

Auf einen Schlag war´s anders

Weiteres Buch von Louise Wagner im CMS-Verlag:

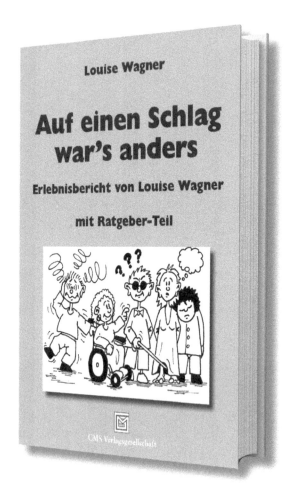

Louise Wagner

Auf einen Schlag war's anders

Erlebnisbericht von Louise Wagner

mit Ratgeber-Teil

CMS Verlagsgesellschaft

Erlebsnisbericht von Louise Wagner

»Unter wissenschaftlicher Begleitung und Beratung durch
Prof. Dr. med. Gerhard Schroth«

Bei einem Schlaganfall wird man im wörtlichen Sinne auf einen-
Schlag aus dem Leben gerissen – oder besser gesagt aus dem, was wir
unter einem normalen Leben verstehen. Viele Fragen stürzen auf die
Betroffenen und deren Umfeld ein. Wie fühle ich mich als Behinderter? Wie ist es, wenn ich mich nicht mehr als vollwertiger Mensch
fühle? Welche Gefühle werden ausgelöst, wenn man jeden Tag aufs
Neue an Grenzen stößt? Wo kann ich mir Hilfe holen? Wie kann ich
den Behinderten positiv unterstützen? Oder einfach, wie verletze ich
den Betroffenen mit meinen Aussagen nicht?
Im ersten Teil dieses Buches wird der mutige Aufbruch in ein anderes, neues Leben beschrieben und wie man trotz Handicaps ein
vollwertiger Mensch in unserer Gesellschaft sein kann.
Der zweite Teil zeigt, dass ein Schlaganfall nicht einfach ein Schlaganfall ist, sondern dass wesentlich ist, welche Hirnregion betroffen
wurde.
Der dritte Teil ist ein kompakter Ratgeber, wie und wo man sich
Hilfe holen kann.
Am Schluss befindet sich ein Glossar mit Begriffen, die spezifisch auf
den Schlaganfall ausgerichtet sind.
Die Autorin möchte mit diesem Buch allen Betroffenen Mut zu einem Neuanfang geben.

ISBN 978-3-03827-001-0/CHF 25.00/€ 20.00 (D)/ € 20.00 (A)